Fátima Cuadrado Reyes

Deporte para todos... los adultos

José Manuel Zambrana Contreras

Deporte para todos... los adultos

Deporte
y
Sociedad

Primera edición, 1985
Reimpresión, 1986

R.E. 182
28001 Madrid. Claudio Coello, 76

Delegaciones:

08008 Barcelona. Enrique Granados, 61
48014 Bilbao. Iruña, 12
18009 Granada. Pza. de las Descalzas, 2
15005 La Coruña. Pasadizo de Pernas, 13
28002 Madrid. Saturnino Calleja, 1
33006 Oviedo. Avda. del Cristo, 9
38004 Santa Cruz de Tenerife. General Porlier, 14
41012 Sevilla. Reina Mercedes, 35
46003 Valencia. Cabillers, 5
47014 Valladolid. Gavilla, 3
50005 Zaragoza. Concepción Arenal, 25

México
Editorial Alhambra Mexicana, S.A.
Avda. División del Norte, 2412
03340 México, D.F.

Argentina
EDICLE
Juncal, 4649/51
1425 Buenos Aires

Colombia
Editorial Alhambra Colombiana, Ltda.
Calle 117 nº 11, A-65
Bogotá

nc 32140014

ISBN 84-205-1060-2

Depósito legal: M. 7490-1986

Cubierta: Estudio Enlace, S.A.
Ilustraciones: Enrique Peñalver
Fotocomposición: Monocomp, S.A.
Impresión: Selecciones Gráficas
Papel: Kanguros
Encuadernación: Gómez Pinto, S.A.

Impreso en España - Printed in Spain

Selecciones Gráficas - Carretera de Irún, km. 11,500 - Madrid (1986)

Indice

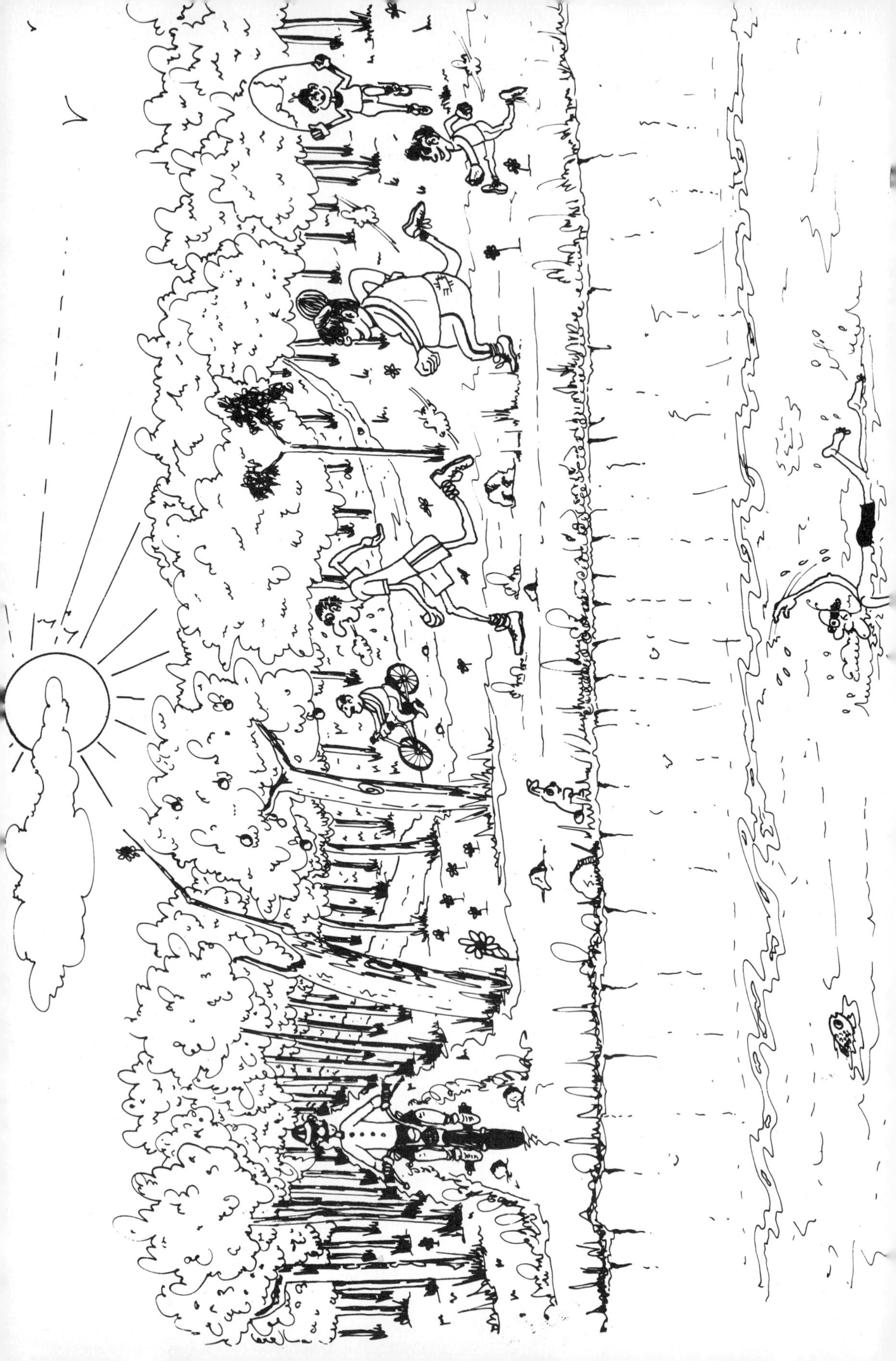

Prólogo

La transformación de la Naturaleza para producir bienes y servicios es el rasgo más específico de la especie humana. Este hecho, socialmente estructurado, constituye el origen del trabajo, y es a través de él como el hombre se inscribe en la historia. Es el esfuerzo del hombre, la intensidad, la eficacia o la dirección de ese esfuerzo, lo que hace que la historia de un pueblo se escriba de una u otra manera. En definitiva, es el trabajo el motor más importante de la historia. Pero para que esta consideración sea del todo cierta, habría que extender el concepto de trabajo a un conjunto de actividades humanas que a veces no tienen las características que una primera mirada atribuye a las específicas del trabajo.

Las hazañas bélicas, las invasiones, las conquistas y colonizaciones, los viajes marítimos y los descubrimientos, tienen en sí los aspectos de disciplina y continuidad que caracterizan la actividad del trabajador, pero tienen también la participación emocional y el sentido creativo que surge de la inclinación humana por el juego y el deporte.

Ese complemento de trabajo y juego deportivo es lo que da a la vida la plenitud que, cuando es individual, se traduce en el éxito y en la realización de una persona, y cuando es colectiva, constituye una época brillante en la historia de un pueblo.

La actividad deportiva surge de esa armonía entre la disciplina y la creatividad, que es el binomio sobre el que se orienta también la cultura. Sin embargo, mientras que los fenómenos culturales establecen una comunicación de los hombres a través de la palabra o de la imagen, el deporte lo hace a través de la acción y del movimiento. Ambos son aspectos esenciales de esa necesidad radical que el ser humano ha tenido siempre, en todos los tiempos y lugares, de comunicar con sus semejantes.

Por eso, el deporte, como la cultura, está lleno de significaciones subconscientemente destinadas a establecer una determinada comunicación específica. De ahí que las señas de identidad de un pueblo puedan descansar en esas significaciones.

Así, el pueblo vasco no podría ser comprendido ni representado sin sus «aizkolaris» (cortadores de troncos con hacha), sus remeros o sus pelotaris. Ni el pueblo andaluz sin sus elegantes jinetes, ni sin sus toreros. Porque esas formas de actividad deportiva son la expresión de un sentido de la vida y una manera de estar en la historia.

El deporte y la cultura son, pues, aspectos de la misma necesidad humana, de un vivir colectivo. Así lo entendieron los griegos en el alborear de nuestra civilización y así volvió a ser entendido en el *ritornello* helénico del Renacimiento y en el de la Ilustración. Pero para que los procesos culturales o deportivos sean auténticos no pueden ser nunca vaciados de sus componentes lúdicos, que les dan ese carácter alegre, placentero y desinteresado. De lo contrario, la cultura se iría reduciendo a la árida erudición o al acopio de datos, y el deporte adquiriría la penosidad del trabajo útil, necesario para la contribución al vivir colectivo, pero insuficiente para el goce y la plenitud.

El autor de esta obra, JOSÉ MANUEL ZAMBRANA CONTRERAS, que reúne en su persona la efectividad deportiva y una clara orientación en lo cultural, como bien ha demostrado en artículos y publicaciones anteriores, desarrolla en las páginas siguientes los conceptos y las normas para la exposición de esta síntesis integrada de deporte, salud y cultura.

CESAR NAVARRO DE FRANCISCO
Presidente del Ateneo de Madrid
Subdirector de Relaciones Internacionales
del Ministerio de Sanidad y Consumo

Introducción

Decía el doctor Marañón que «el hombre hace deporte para que la Naturaleza le perdone el pecado mortal de no trabajar». Quizá nada tan exacto se ha dicho acerca de las motivaciones profundas que a partir de los tiempos modernos han llevado a todas las sociedades a la práctica deportiva.

La relación del hombre con su entorno ha ido creando crecientes interferencias y complicaciones a medida que el desarollo técnico y las exigencias de la división del trabajo han formado, poco a poco, una «segunda Naturaleza», en donde el ser humano actual está inmerso y de la que ya no puede prescindir. La ciudad moderna, con sus grandes edificios, donde calefacciones y aparatos de aire acondicionado hacen que no se perciban los cambios de temperatura, donde los ascensores, escaleras mecánicas y transportes públicos evitan los esfuerzos de la deambulación, y donde cualquier trabajo muscular o fatiga corporal van siendo sustituidos por las máquinas, los artificios o los utensilios, ha creado un tipo de hombre que si bien no puede prescindir ya de las comodidades que le rodean, añora al mismo tiempo el perdido contacto con la Naturaleza, y sabe, desde el fondo de su instinto, que debe reconciliarse con ella si no quiere incurrir en «ese pecado mortal» del que hablaba el doctor Marañón y que trae como castigo la pérdida de la salud y de la alegría de vivir.

Por eso el hombre hace deporte, porque sabe que cuando recupere el tono de sus músculos, la adaptación a los climas y la capacidad para vencer obstáculos y para soportar la fatiga, habrá podido evitar la obesidad, la depresión y el gran número de enfermedades que crecen y se desarrollan sobre el cuerpo atrofiado por las comodidades y el sedentarismo.

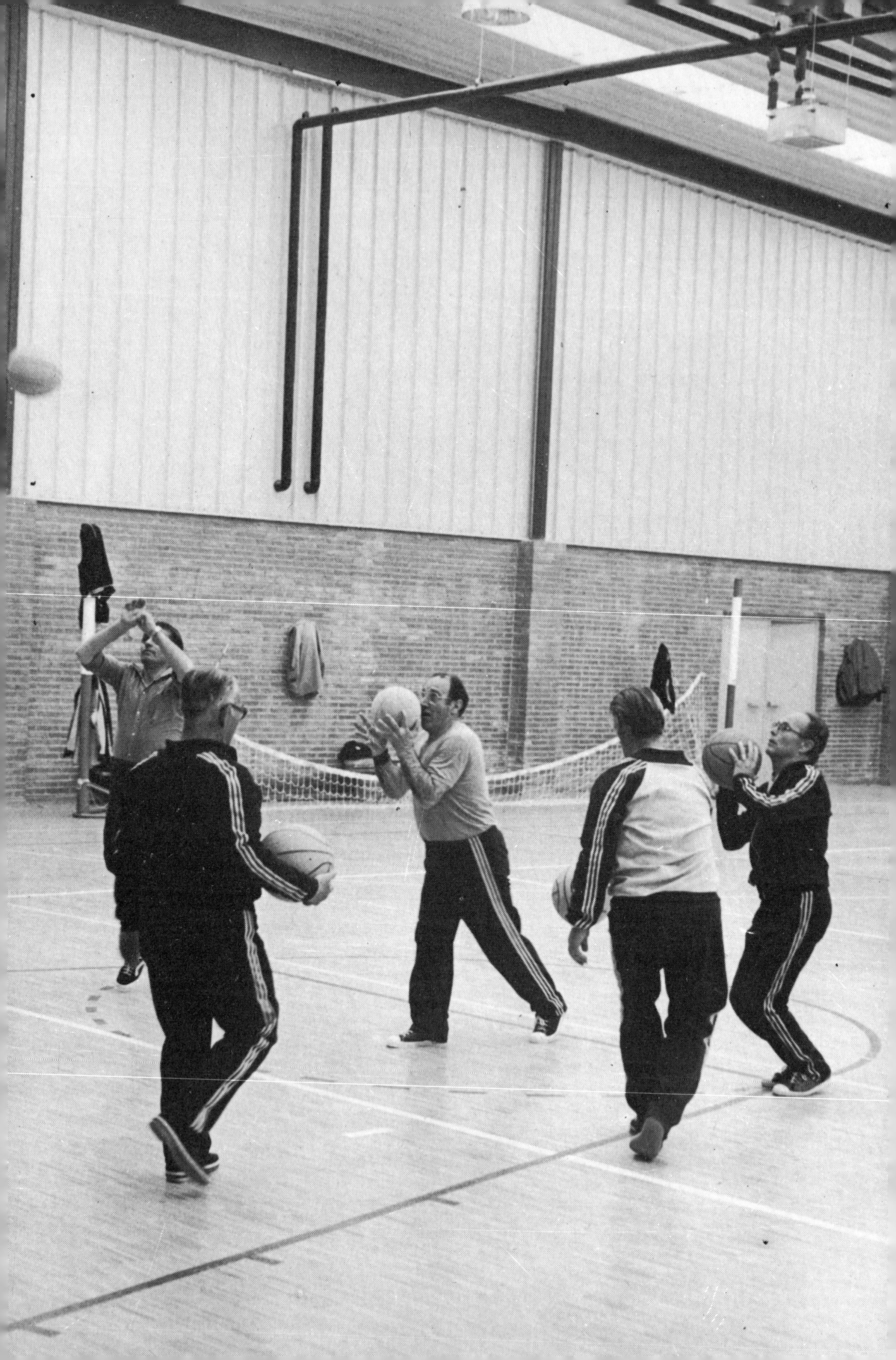

1
Deporte para todos

En la actualidad son muchas las personas adultas que se han dado cuenta de la importancia del ejercicio físico y de la necesidad de una práctica activa para mejorar la calidad de la vida. Se han convencido de que por medio del movimiento rompen un poco con la monotonía que suponen las obligaciones cotidianas y de que, además, ese movimiento puede servir de escape a las tensiones acumuladas a lo largo de la jornada.

Es evidente que en las grandes ciudades, con los adelantos de la técnica, la necesidad de moverse es cada vez menor. Esa falta de ejercicio corporal hace que la calidad de vida se degrade paulatinamente. Los ejemplos son abundantes: hasta para recorrer unos cientos de metros usamos el coche, o tomamos el autobús o el metro, evitando con ello que nuestros pulmones o la musculatura de nuestras piernas se beneficien de una mayor oxigenación o de una mejora en la circulación periférica. Los músculos encargados de movernos se «aburren» y se atrofian, debido a la inactividad. Las malformaciones producidas por las posturas viciosas en el trabajo nos atenazan, y poco a poco nos transforman en ancianos precoces. De ahí la necesidad del ejercicio, el deporte o de cualquier actividad física regular, como premisa vital y medio de contrarrestar estas agresiones citadas.

Millones de personas adultas, en todos los países del mundo, realizan algún tipo de ejercicio físico, deportivo o recreativo, ya sea andar, correr, nadar, montar en bicicleta, asistir a clases de gimnasia, etc.

Por doquier han surgido iniciativas de grupos, sociedades y organizaciones privadas que prestan apoyo, estructura y organización para satisfacer este interés creciente de la sociedad. Así, podemos ver cómo han proliferado sociedades que organizan maratones, clubes de corredores de fondo, grupos de caminantes y correcaminos, gimnasios que imparten clases de «aerobic», etc.

No sólo han sido las entidades privadas las que se han ocupado de fomentar y de dar satisfación a esta demanda, sino que también los organismos públicos y el Estado se han sensibilizado ante este fenómeno y han promovido campañas publicitarias, informativas y de divulgación sobre la actividad física de tipo recreativo, la utilización del ocio, la recreación mediante actividades deportivas, etc.

Esta preocupación de los gobiernos y la demanda de la sociedad ha dado origen a un movimiento universal llamado «Deporte para todos», que, según los países, ha tomado diferentes nombres: *sport for all, keep feet, tream, life be in it,* etc., pero que ha tenido objetivos semejantes y ha respondido a la misma necesidad de los estados de tomar parte en este fenómeno y de incorporarlo a sus políticas de mejora de la calidad de vida y del bienestar social.

Algunos argumentan que esto es una moda pasajera que ha surgido y sigue girando alrededor de intereses comerciales. Otros afirman que es la sociedad industrializada la que ha dado origen —como respuesta a unas formas de vida demasiado sedentarias— a este movimiento, a esta «locura» por la actividad física, o a este afán por volver a la Naturaleza y a dar importancia al cuerpo.

Realmente la justificación de un fenómeno como éste habría que buscarlo en las raíces últimas de la razón del juego del hombre, del porqué de muchas de las actividades que éste emprende, sin utilidad aparente, pero que le liberan, le satisfacen, le dan placer o simplemente dan significado a su tiempo de ocio. Sin embargo, de entre todas las razones que explican por qué el hombre se mueve y se dedica a la actividad físico-deportiva cada día con mayor intensidad, destacan:

1) Una actividad deportiva o recreativa, siempre que lleve consigo cierto grado de ejercicio físico regular y metódico, *mejora el funcionamiento fisiológico del organismo*. Para muchas personas adultas saber que todavía se puede intentar realizar una actividad sin que los latidos del corazón se disparen o sin detenerse cada cinco minutos para recobrar el aliento, puede ser una causa que, aun pasando inadvertida, actúa eficazmente en nuestra memoria psicofisiológica y nos impulsa a ser constantes en una determinada actividad físico-deportiva o recreativa.
2) Las actividades físico-deportivas y todo lo que queda englobado bajo el nombre genérico de «Deporte para todos», favorece el *contacto social:* Una persona puede asistir a un determinado programa de actividades o hacerse socio de un club o usuario de una instalación deportiva, con lo que tiene así muchas más posibilidades de hacer amigos en un ambiente más relajado, menos convencional y más favorecedor de la natural relación social entre las personas.
3) *La satisfación que produce el aprendizaje de nuevas destrezas o la mejora de aquellas que ya se poseen*. Efectivamente, el dominio de

una nueva destreza lleva implícita una íntima satisfacción, una autoaprobación de la imagen. A veces, el gol, el salto, el lanzamiento, el revés en tenis, la voltereta, o el simple descubrimiento de que todavía somos capaces de aprender nuevas destrezas deportivas, produce una maravillosa sensación de placer que actúa como un elemento impulsor para continuar una actividad físico-deportiva y recreativa.

No menos importantes son los beneficios que una actividad física regular supone para la salud. A menudo oímos en las salas de los hospitales consejos para realizar alguna práctica deportiva. El doctor Ricardo Marín[1] ha comentado que de cada 1.000 enfermos hospitalizados, 536 sufren perturbaciones típicas debidas a la falta de ejercicio físico. Las más comunes son:

— Insuficiencia cardiaca.
— Hipertensión arterial.
— Alteraciones en la circulación.
— Deformaciones óseas y musculares de la columna vertebral.
— Tendencia a la obesidad.
— Perturbaciones del metabolismo.

La Organización Mundial de la Salud (OMS) estableció en el año 1965 un cuadro de las causas de la muerte en veintitrés países industrializados. De este informe se desprendían las siguientes cifras:

— Enfermedades cardiovasculares	32,5 %
— Apoplejía	12 %
— Carcinoma	18,6 %
— Accidentes	5 %
— Gripe e infecciones pulmonares	3,3 %

Como vemos, las enfermedades cardiovasculares fueron responsables de casi la mitad de las muertes. Según los últimos estudios, la probabilidad de morir de una enfermedad cardiovascular es tres veces superior entre los ociosos que entre los individuos que realizan alguna actividad.

Desde el punto de vista del equilibrio psíquico, los problemas que la sociedad de consumo plantea con sus grandes ciudades, las prisas, los humos, la inestabilidad, etc., crean en el individuo un estado de permanente desasosiego. Vivimos en una sociedad agresiva, competitiva y muchas veces ingrata. Poco a poco estamos perdiendo la maravillosa posibilidad de comunicarnos. Somos grandes desconocidos en un mundo muchas veces desconocido y hasta cruel. Haciendo nuestra la frase de Heidegger, tenemos un sentimiento de impotencia en medio de la hiperpotencia de la civilización. Sin embargo, la educación en el movimiento puede ayudar a solucionar estos problemas y llegar a ser uno de los sistemas de relación más ricos que podamos imaginar. ¿Es que por medio de la expresión corporal no se puede llegar a un diálogo gratificante y mágico? ¿Cuántos han advertido la necesidad del movimiento y su repercusión en la calidad de la vida?

Personalmente, somos optimistas. Creemos, como el catedrático antes citado, que una de las razones de la impotencia que señalaba Martin Heidegger consiste en la enorme distancia entre lo real y lo posible. Nuestra sociedad abruma a sus ciudadanos con propagandas confusas, donde todo lo que aparece en el mercado se puede conseguir. Los niños acostumbran ver en la televisión que todo lo apetecible es posible conseguirlo por medio de precios módicos y largas listas de letras. Las amas de casa se convencen de lo económico que resulta cambiar de lavadora según los «puntos» que regala el producto anunciado. Todos queremos poseer el mejor coche, el mejor electrodoméstico, y estamos seguros de que podemos disfrutar de ello en el momento, sin esperar a analizar sus consecuencias posteriores. En palabras del doctor Ricardo Marín, «el desequilibrio nace de la distancia enorme entre lo que se tiene y lo que se anhela». Sin embargo, la práctica deportiva no se anuncia en la televisión, no tiene estudios de mercado, pero está tan cerca de nosotros que nos acaricia continuamente. Contrariamente a lo que sucede en el mundo del consumo, el anhelo y la realidad en el deporte se confunden.

Muchas personas que deciden emplear su tiempo libre en la práctica de una actividad físico-deportiva se lanzan irreflexivamente a la acción, desconociendo elementos fundamentales con los que obtendríamos un normal beneficio. Un conocimiento, aunque sea elemental, sobre el comportamiento del cuerpo durante el esfuerzo, los materiales a usar, el escenario donde realizar la práctica, el equipo, la actividad más aconsejable según la edad, etc., ayudará a la consecución de óptimos resultados.

El propósito de este libro es acercar el deporte a la persona, sus posibilidades y sus demostraciones prácticas de una manera amena y sencilla que facilite su comprensión. Mostrar la actividad física con sus elementos lúdicos e imaginativos, con su alegría y su cansancio, con su magia y su fascinación. Sus a veces monótonas disciplinas, con sus contrapuntos amenos y gozosos. Entender el deporte como un derecho de todos.

LA PALABRA DEPORTE

A lo largo de la historia, la palabra «deporte» se ha aplicado a actividades tan dispares como conversación, burla, paseo a caballo, reposo, canto, ejercicio, juego amoroso, etc., predominando el sentido recreativo, el disfrute y el placer por la realización deportiva.

El *Diccionario de la Real Academia de la Lengua* define la palabra como «recreación, placer, pasatiempo, diversión o ejercicio físico, por lo común al aire libre». El psicólogo Guillemain la definió diciendo que el deporte era el ocio. El deporte es expansión, no reposo. Exige de sus adeptos una aplicación hasta cierto punto fatigosa tanto desde el punto de vista intelectual como del muscular. El profesor Cagigal ha sugerido que la palabra «deporte» significa diversión liberal, espontánea y desinteresada. Expansión del espíritu y del cuerpo, generalmente en forma de lucha, por medio de ejercicios físicos más o menos sometidos a reglas. El doctor Marcos Becerro ha dicho que la práctica deportiva en su forma colectiva induce al contacto entre los diversos componentes humanos y el medio ambiente, con lo que se aprende a amar a la naturaleza, a las personas y a las cosas. El deporte somete a la disciplina de las reglas justas y elimina la envidia por los resultados de los demás. Todo ello hace del practicante deportivo un hombre más equitativo y ponderado y, por tanto, un mejor ciudadano. La actividad física es absolutamente imprescindible en todas las edades, con el fin de proteger la salud contra las agresiones de la vida moderna.

Como vemos, todas estas definiciones nos acercan a un concepto del deporte totalmente identificado con lo que es el ocio, el pasatiempo, la práctica divertida y el ejercicio o el entrenamiento sin pretensiones competitivas, comerciales o profesionales.

Sin embargo, hasta llegar a lo que hoy entendemos como deporte, se sucedieron multitud de etapas confusas en las que el deporte se confundía con otras actividades tanto lúdicas como utilitarias.

En uno de los documentadísimos trabajos de don Miguel Piernavieja se recoge la evolución de la palabra y su concepto. Así, y según el trabajo de don Miguel, en el *Cantar de Corpes,* cuando los Infantes de Carrión han desposado a las hijas del Cid, doña Elvira y doña Sol, en el viaje de regreso, llegan a los robledales de Corpes, en donde su odio al Campeador los incita a afrentar a las doncellas. Ordenan a su séquito que prosiga el viaje, porque ellos

> «... *deportar* se quieren con ellas a todo su sabor.»
>
> (Verso 2711, *Poema del Mío Cid)*

En una poesía anónima titulada *Vida de Santa María Egipciaca,* cuyo manuscrito se encuentra en la biblioteca de El Escorial, aparece la palabra «depuerto». La protagonista, María, decide abandonar la ciudad en la que ha llevado una vida ligera:

> «... Cató ayuso a los puertos
> on solía fer sus *depuertos*
> una galella arribar.»

(con significado de diversión, recreo, etc., ya que María en aquella época vivía de una manera poco acorde con las normas morales del momento.)

De la palabra «depuerto» se pasó a «deporte». El punto de arranque de la palabra lo data don Miguel Piernavieja en *La Crónica refundida de 1344*, manuscrito de la Biblioteca Nacional compuesto en Toledo hacia el 1440. La *Crónica* narra episodios de la vida de don Rodrigo, el último godo que reinó en España, en cuya Corte se aloja la bella hija del conde don Julián, La Caba, la cual, junto con otras doncellas de palacio, solía recrearse en una alberca próxima:

> «... e muchas doncellas, hijas de muy altos omnes que con la reina estavan, cada que algunas horas se avian gana de bañar en aquella alberca, dexavan al rei e a la reina durmiendo e ívanse folgar allí, aquellas a quien plazia aquel *deporte*.»

En las páginas siguientes transcribimos los cuadros-resumen de don Miguel Piernavieja, que tan rigurosamente cataloga las formas ortográficas del concepto estudiado en el capítulo.

EL SIGNIFICADO DE LA PALABRA «OCIO»

La palabra «ocio» ha tenido, hasta hace poco, un significado ligado a situaciones poco responsables que, a veces, rayaban en la «holgazanería». Así, en la decimoctava edición del *Diccionario de la Real Academia Española de la Lengua*[2], se entiende por ocio: «cesación de trabajo, inacción o total omisión de la actividad. Diversión u ocupación reposada, especialmente en obras de ingenio, porque éstas se toman por descanso de otras tareas». Al igual, se define la palabra ociosidad como «vicio de no trabajar, perder el tiempo o gastarlo inútilmente». Y ocioso, de la siguiente manera, «dícese de la persona que está sin trabajar o sin hacer alguna cosa».

Por otro lado, Dumazedier[3] definió la palabra como «el conjunto de ocupaciones a las que el individuo puede dedicarse voluntariamente, sea para descansar o para divertirse, o para desarrollar su información o su formación desinteresada, su voluntaria participación social, o su libre capacidad creadora cuando se ha liberado de sus ocupaciones profesionales, familiares y sociales».

Y completando las definiciones, podemos decir que para Marx[4] «el ocio es el tiempo necesario para la recuperación de la fuerza de trabajo».

Resulta evidente, pues, y recordando al inolvidable profesor Cagigal[5], que «en castellano el término *ocio* ha estado cargado de desprestigio al recibir la herencia significativa viciosa de la ociosidad (madre de todos los vicios)».

Otros autores, como el catedrático don José Vida Soria[6], reflexionan sobre el asunto diciendo «en el ocio el hombre toma conciencia de sí mismo y potencia su propia personalidad una e incompatible. El ocio es poseer y

Año	Texto número	Voz		Significado	Lengua
		Sustantivo	Verbo		
h. 1140	1. Cantar de Mío Cid				Castellano (Soria)
	v. 1514		Deportar	Diversión, ejercicio físico	
	v. 2711		Deportar	Diversión (¿obscena?)	
h. 1157	Berenguer de Palol 2. Tant m'abelis...				Provenzal
	v. 2	Deport		Diversión	
h. 1174	Alfonso II de Aragón 3. Per mantas guizas...				Provenzal
	v. 2	Deportz		Diversión	
h. 1215	4. Vida de Santa María Egipciaca				Castellano
	v. 168		Deportar	Diversión	
	v. 266	Depuertos		Diversión obscena	
1245/1255	Gonzalo de Berceo 5. Milagros de Nuestra Señora				Castellano (Rioja)
	Mil. IV v. 128b		Deportar	Diversión	
	Mil. XV v. 337 a 345c	Depuerto	Deportaba	(?) Diversión	
	Mil. XVI v. 355d		Deportar	Ejercicio físico	
	Mil. XXIII v. 674c		Deportarse	Diversión	
h. 1258	6. Duelo de la Virgen V. 192c	Depuerto		Broma, chanza	
1230/1250	7. Libro de Apolonio				Castellano
	v. 144b		Deportar	Ejercicio físico (juego de pelota)	
	v. 146c	Depuerto		Ejercicio físico (juego de pelota)	

(Continuación)

Año	Texto número	Voz		Significado	Lengua
		Sustantivo	Verbo		
	v. 147b		Deportar	Ejercicio físico (juego de pelota)	
	v. 149d		Deportar	Ejercicio físico (juego de pelota)	
	v. 180d	Depuertos		Diversión	
	v. 201d		Deportar	Pasear	
	v. 215a		Deportar	Pasear	
	v. 463b		Deportar	Pasear	
	v. 473c		Deportar	Pasear	
	v. 496a		Deportar	Diversión	
h. 1249	8. Libro de Alexandre				Castellano (León)
	v. 603c	Depuertos		Diversión	
	v. 667a	Depuerto		Ejercicio físico	
	v. 850d	Depuerto		Broma?	
	v. 991c	Depuerto		Burla, broma	
	v. 1271d			Diversión	
	v. 1873b		Deportado	Ejercicio físico	
	v. 2384c		Deportar	Entretenerse, hablar	
Mitad s. XIII	9. El Bonium		Se deportan	Diversión, recreo	Castellano
h. 1251	10. Calila e Dimna Cap. XI		Se deportaba	Diversión, distracción	Castellano
1250/1280	Cerveri de Girona				Provenzal
	11. Canço v. 13	Deport		Placer (amor)	
	12. La Canço de les letres v. 36	Deport		Diversión	
	13. Lo vers (del) repentir v. 25	Deportz		Diversión	

h. 12[illegible]	14. La [illegible] del rosinyol v. 150	Deport		Diversión	Castellano (León)
h. 1280	15. Elena y María v. 297		Deportar	Diversión	
h. 1289	16. Primera Crónica general Cap. 908		Deportarse Se deportasse	Diversión	Castellano
	Cap. 908 (bis)		Deportarse	Diversión	
h. 1295	Ramón Llull 17. Lo desconhort v. 8	Deport		Diversión	Catalán
Segunda mitad s. XIII	18. Vidal Mayor IV 12, 19		Se depuerta	Diversión	Castellano (Aragón)
Fines s. XIII	19. Fuero de Heznatoraf (Indice) (Ley CCXXIII) (Ley CCXXIII)	Depuerto Depuerto Depuerto (de bodas)		Ejercicio físico Ejercicio físico Fiesta, diversión	Castellano (Jaén)
	(Ley CCXXIV)	Depuerto (de bodas)		Ejercicio físico	
	(Ley CCXXX) (Ley CCCIII)	Depuerto	Deportándose	Fiesta, ejercicio físico Diversión	
1325	Ramón Muntaner 20. Crónica Cap. V Cap. V Cap. CCIII	Deport Deport	Deportat	Solazarse (amor) Juego amoroso Diversión	Catalán

Tomado de *Citius, Altius, Fortius,* Madrid, 1967.

ejercitar la cultura personal, entendiendo por ésta la creación de la actitud en un ser razonable para cualquier fin en general». Continúa el citado autor[7] y dice, «... en Aristóteles, por razones puramente accidentales, el ocio se llenaba con la música, la contemplación, escuchar poesías, hablar con amigos elegidos y, sobre todo, con el ejercicio de la facultad especulativa... Todo el que quiera llegar a la idea exacta del ocio, tiene que llegar a Aristóteles, porque allí es donde aparece como más pura, pero a la vez como más artificial; en el superreino de la necesidad, se suprime la necesidad misma y, claro, aparece la noción de ocio como el no trabajar... El ocio no tendría por finalidad compensar el agotamiento, sino alimentar la creatividad del hombre y definir sus fines.»

Podemos, entonces, entender el ocio como parte del tiempo de la persona, del tiempo libre, que identifica a la persona. Hoy día, el término ha adquirido distintos y positivos valores, por ejemplo, de relación humana y cultural, donde la actividad física y el deporte pueden ser el vehículo perfecto para estas relaciones.

Don José María Cagigal insiste sobre el tema cuando dice[8], «el ocio sigue siendo, hoy, día de descanso, pausa, inacción, ociosidad, pero, entendido como moderno hallazgo y encartación sociológica, el ocio organizable, medible, aprovechable, es más bien ocupación».

La actividad física y los deportes tienen mucho que ver con el ocio de las personas. Sabemos que cualquier actividad tiene un componente ocioso, y además, en el desarrollo de esta actividad, se brindan posibilidades variadas. Desde ejercitar su propia personalidad, hasta la realidad del acercamiento social que brindan los grupos deportivos, encontramos en la actividad física formas espléndidas regeneradoras de la personalidad.

Al finalizar la década de los setenta, el profesor Cagigal[9], resumiendo el documento titulado «Recomendaciones a favor del Deporte para todos», elaborado en el seno del Consejo Internacional de la UNESCO, decía cosas como las que siguen, extractadas de dicho documento: «El deporte para todos es uno de los aspectos y a la vez uno de los elementos del desarrollo sociocultural. Es un medio de ocupación de los tiempos de ocio. Asegura a cada uno su desarrollo físico y mental, le procura un equilibrio dinámico satisfactorio, la salud. Le ayuda a satisfacer sus necesidades de participación (integración en el medio, ejercicio de responsabilidad), de comunicación (relaciones humanas) y de expresión. Le permite, finalmente, asumir mejor sus obligaciones profesionales y su tarea social.»

Explica en su comentario el profesor Cagigal que «la simple enunciación de estos puntos doctrinales sitúa a este movimiento en el centro de los objetivos, fines o resultados del ocio: desarrollo de la propia formación, participación social».

Evidentemente, ayuda a la propia formación del ciudadano y a su integración y participación en la sociedad de una manera armónica y responsable.

En otro apartado del comentario que realiza el citado profesor sobre párrafos del Documento, dice: «con estas frases escogidas de un documento oficial del máximo organismo mundial del deporte, queda patente que, al lado del voluminoso y espectacular deporte competitivo organizado a gran escala nacional e internacional, subsiste un deporte espontáneo, competición sencilla, ejercicios sin desmesuradas exigencias... Este deporte recreativo, formativo, integrador, equilibrador, es eminentemente ocioso».

Esta actividad es la que pregonamos y defendemos en este trabajo, el deporte y la actividad física como mantenimiento para los adultos; su desarrollo y disfrute, utilizando parte del tiempo libre de los ciudadanos, llenando parte del ocio de las personas con la actividad física, al igual que Aristóteles lo llenaba con la música y la contemplación.

El significado de «Deporte para todos» viene a señalarnos que caben en él todas las edades, desde el niño al anciano, pasando por el joven y el adulto. Desgraciadamente, entra en el campo de lo primordial asegurar esta extensión cronológica. También, hablando de prioridades, deben darse a las actividades recreativas que, como apunta Cagigal, «pueden ser continuadas toda la vida...» «El carácter recreativo y placentero aparece una y otra vez como *leit motiv* de este movimiento brotado de la esencia del deporte, cristalizado, a su vez, como réplica de las abultadas derivaciones surgidas de él, y cuya principal preocupación es el objetivo educacional. Recreo y educación, precisamente, forman parte de los fines primordiales del ocio».

LA MOTIVACION

La palabra «motivación», al igual que otras que se ponen de moda, ha sido objeto de ciertas desfiguraciones y utilizaciones abusivas. Se ha hecho uso de ella para designar ciertos métodos de propaganda mediante los cuales se pretende convencer a personas o grupos para que realicen algo que les conviene o les produce beneficios. En su auténtico sentido, sólo podría hablarse de motivación cuando los beneficios recayeran sobre las personas a quienes se motiva. Habría la misma diferencia que entre el amor verdadero y el trato mercenario. Debemos, pues, recobrar la puridad del concepto al aplicarlo a un plan deportivo. Para nosotros, la motivación no debe ser otra cosa que la exposición científica y objetiva de los beneficios que el ciudadano puede y debe obtener a través del deporte y el ejercicio físico.

Establecidos estos principios generales asentados sobre la base doctrinal de la verdad y el interés público, queda el análisis general de la comunidad en donde ha de desarrollarse el plan y el programa más específico del individuo, con sus complejidades psicológicas y humanas.

Un plan de ejercicios y deportes que se establezca para una comunidad no puede constituir un hecho aislado. Ha de tener una necesaria relación, por una parte, con las características específicas de dicha comunidad, y, por otra parte, con proyectos amplios y globales organizados por el Estado en favor del desarrollo y el bienestar colectivos. Si, como está fuera de toda duda, el deporte y el ejercicio son importantes factores en la prevención de enfermedades físicas y mentales, el derecho a su práctica será un aspecto parcial del derecho a la salud, y, por tanto, uno de los más básicos y principales derechos humanos. Por ello, es a los poderes públicos a quienes compete garantizar no sólo su práctica, sino contribuir de manera sustancial a su difusión y estímulo. Tanto más cuanto que los municipios recogen en sus presupuestos cantidades más o menos importantes para dedicarlas a estas atenciones.

Es ocioso decir que un plan como el que se propone ha de ir precedido de un estudio sociológico de la comunidad en sus características más significativas, y sólo sería pertinente subrayar los aspectos de orientación antropológico-cultural que deben estar contenidos en dicho estudio. La recuperación de juegos y deportes populares, que tanto abundaban hasta un pasado relativamente próximo, es esencial. Habría que propiciar la instalación de frontones públicos, que tan característicos eran no sólo del País Vasco sino también de Castilla.

Los juegos de bolos, lanzamientos de barra, y toda clase de pruebas de fuerza y habilidad, deben volver a formar parte, en la medida de lo posible, de las costumbres y del vivir cotidiano, porque constituyen aspectos importantes de nuestra rica tradición que están aún presentes en la memoria colectiva. En ellos hay elementos lúdicos e imaginativos necesarios para que la monótona disciplina deportiva, a veces, tenga contrapuntos amenos y gozosos. Esta sería, a nivel general, una de las más nobles formas de motivación: devolver al pueblo lo que es más esencialmente suyo, sus tradiciones, sus derechos y, quizá lo más importante, su protagonismo.

Esto último nos lleva a una revisión fundamental sobre lo que ha constituido el concepto y el ambiente de los deportes en las últimas décadas. Se ha favorecido de manera pública al crecimiento de masas inmensas de espectadores deportivos que, paradójicamente, estaban constituidos, en su mayoría, por gentes sedentarias que no practicaban habitualmente deporte ni ejercicio alguno. Para ellos el deporte era sólo el espectáculo o, si acaso, la noticia. El comentario, la discusión y aun la disputa, sustituían a cualquier práctica realmente deportiva. Eran, y son aún, enormes masas pasivas de «consumidores» de espectáculos, círculos y noticias deportivas, que generaban, con su aportación económica multitudinaria, unos negocios de colosal envergadura.

El caso del fútbol es el más representativo de este fenómeno. Su práctica es casi exclusivamente profesional, y en ella alcanzan el «estrellato» e incluso el «divismo», un escaso número de jugadores en cuyos contratos y transacciones se invierten cifras de dinero que contrastan patéticamente con las que se destinan a nuestro desarrollo científico, cultural y de educación general y deportiva. Recordemos el caso del famoso jugador Maradona.

Una propaganda inmensa invade las ondas de la radio, los canales de televisión, las páginas de periódicos y revistas y desborda en anuncios, signos y emblemas por todos los lugares públicos. Los bares y casinos son las verdaderas bases para la multiplicación de esa propaganda. Las apuestas o quinielas difunden la afición con los estímulos, siempre dudosos, de los juegos de azar.

Historiadores, sociólogos y políticos que han analizado estos fenómenos han visto en ellos una forma de alienación colectiva. Nada tan alejado del espíritu olímpico como esa atmósfera pseudodeportiva, ni nada tan contrario a la motivación como esa propaganda desmesurada y deforme. La publicidad es importante para conseguir fines totalmente contrarios a los de calentar un sillón, con un buen puro habano en la boca, mientras se contempla un partido televisado, creyéndose deportista por esas actitudes.

Cabría citar numerosos ejemplos de organizaciones y programas mediante los cuales el Estado estimula a sus ciudadanos a la práctica de los deportes y la actividad física. En Estados Unidos, pese a los muchos criticables excesos del libre cambio, hay unos magníficos programas de formación deportiva en los que tanto el Estado como todo tipo de instituciones invierten crecidas sumas. Son de admirar tanto la infraestructura como la organización. El número y la calidad de los educadores deportivos son también muy altos. Esto es sobradamente conocido.

Lo que ya no es tan conocido es la construcción, a cargo de los Estados federales, de áreas de recreo —allí se llaman *recreation*—, cuyo objetivo es facilitar a los ciudadanos el contacto con la Naturaleza y propiciar toda clase de ejercicios y expansiones. Se acotan para ello zonas que se escogen por su belleza o interés botánico o geológico. Se protegen las especies geológicas y se cuidan y replantan las botánicas. Se represan ríos, que se convierten en lagos, y en ellos se construyen embarcaderos, rampas de cemento para deslizar las embarcaciones. Se señalan zonas para natación y se repueblan las aguas de peces. Todo ello se pone gratuitamente a disposición del ciudadano. Se instalan, además, pistas y circuitos para carreras o *jogging,* áreas de camping con sus correspondientes servicios, caminos entre los bosques señalizados en distancias, para la práctica de marchas, y zonas de «picnic», con mesas, parrillas, fuentes y servicios. Todo esto lo hace el Estado federal como compensación al ciudadano por el pago de sus impuestos y en la creencia de que el ejercicio y el deporte son un bien necesario por el que debe velar.

Desde otro punto de vista, en Yugoslavia, y según unas anotaciones de Basilisa Seco García en la revista *Deporte 2000,* número 111, año 1979 [10], el factor humano es considerado como un importante componente que influye en el aumento de la productividad y en el desarrollo de la economía. Han realizado investigaciones relacionando actividad recreativa con trabajo, y éstas probaron que la actividad física sistemática aumenta la capacidad funcional del sistema cardiovascular, respiratorio y del organismo en general entre los trabajadores sometidos a prueba.

Continúa la autora del trabajo diciendo que «preocupados por solucionar las descompensaciones psicofísicas que el proceso de trabajo origina, se estableció en la Ley de Trabajo Asociado, promulgada en 1978, que todas las organizaciones de trabajo asociado con una plantilla que supere los setecientos trabajadores están obligadas a tener un departamento para recreación, con profesores especialistas, un programa de actividades y un mínimo de instalaciones».

«Con objeto de demostrar cuán conveniente es la introducción de la actividad física en el proceso de trabajo, la Facultad de Cultura Física de Zagreb, durante años y hasta 1978, aplicó a los trabajadores de cuatro grandes centros industriales un programa denominado descanso activo programado. La pausa para la ejercitación oscilaba entre los diez minutos realizados en el interior y con música y los veinte minutos en que se practicaba fuera. Los ejercicios practicados en el interior eran de carácter analítico y correctores, mientras que los ejecutados en el exterior consistían en practicar deportes recreativos tales como bolos, petanca, tenis de mesa, voleibol a cuatro y otros, sin requerimiento de un gran esfuerzo físico. Los resultados de la extensa investigación, realizada en los centros de Sisak, Zagreb, Rijeka y Split, lograron el mantenimiento y mejora de las condiciones físicas y habilidades laborales en los trabajadores tratados; especialmente disminuyeron las invalideces laborales y las frecuentes visitas de las mujeres a los policlínicos.»

También apunta en su magnífico trabajo la autora mencionada la popularidad que tienen los juegos deportivos obreros que se desarrollan dentro de la organización de trabajo, del municipio o comuna y dentro de la ciudad.

Existe una organización llamada Partizan que es la encargada de todo lo que concierne a la recreación. El 20 de mayo de 1979, bajo el lema «Al encuentro de la salud, deporte y recreación», se convocó a los ciudadanos de Belgrado a pasar un día en la Naturaleza practicando deportes tales como piragüismo, minigolf y actividades de descanso activo. Además, la organización contaba con un equipo médico dispuesto para la realización de pruebas y chequeos a todo aquel que lo quisiera.

Es evidente la preocupación que por la recreación de sus ciudadanos tiene Yugoslavia, en comparación con otros países de mayor economía y poder.

Volviendo a los aspectos de la motivación aplicados a nivel de la psicología individual, debemos reconocer que son poco conocidos en nuestro país, pero tienen un cierto desarrollo en otras latitudes, como refleja muy bien la bibliografía anglosajona. Jensen, de la Universidad de Utah[11], cree que entre las causas principales que motivan al joven a la competición deportiva figuran las siguientes:

1. Exceso de energía, deseo de competir.
2. Deseo de prestigio, experiencia de éxito.

3. Deseo de demostrar a los demás y a sí mismo sus capacidades.
4. Escapar de la monotonía, la ansiedad y los complejos de inferioridad.
5. Canalizar la agresividad por vías permitidas socialmente.
6. Atraer la atención del sexo opuesto.

Este mismo autor hace referencia a investigaciones de psicología deportiva en las que se estudian los estímulos idóneos para atletas introvertidos y los que resultarían más adecuados en extravertidos. Trata también de las actitudes que debe adoptar el profesor-entrenador y de los rasgos psicológicos que ha de poseer.

Otros autores se ocupan de las relaciones entre el ejercicio físico y las perturbaciones psicomentales. Así, Murphy y colaboradores[12], que dan cuenta a través de su estudio de la mejoría por medio del deporte de grupos de alcohólicos, tanto en su hábito como en su estado de depresión y ansiedad. Dowell[13], que constata con pruebas psicológicas la mayor autoaceptación de grupos sometidos a programas de ejercicios. Y podría añadirse un largo etcétera de nombres y publicaciones.

Creemos que estos estudios, de gran valor en sus ámbitos respectivos, sin embargo, lo tendrían sólo relativo en el nuestro, y no podrían sustituir en modo alguno a los que se hicieron tomando como base los elementos de nuestra realidad social.

Se abriría así otro importante campo de colaboración entre profesionales de la Psicología y Psiquiatría y los educadores deportivos.

Durante las últimas décadas se han producido en nuestro país importantes cambios demográficos y sociales que un deficiente servicio de estadística no ha valorado ni registrado en forma debida. Contingentes numerosos de procedencia agraria se han transformado en subproletariado industrial, que se hacina en los cinturones y suburbios de las grandes ciudades. Negligencias, desajustes, ignorancias o intereses consumistas mantienen a esas gentes privadas de servicios elementales: hospitales, escuelas, bibliotecas, centros de cultura y de deportes.

La marginación que esto supone ha creado formas de subcultura, grupos de jóvenes paradelincuentes y proclives al alcoholismo y la drogadicción, que pueden cruzar en cualquier momento la borrosa frontera que los situará dentro del ámbito del Código Penal. La nueva sociedad que la Constitución inspira tiene que conocer y remediar esto. Nosotros, como educadores deportivos, proponemos la dignificación por el ejercicio físico como motivación para el establecimiento de una sociedad más justa y más armónica. Recordemos la definición de F. Navarro sobre motivación[14], «La motivación es la necesidad que impulsa a un objetivo». Y Bigge y Hunt[15], que dicen, «la gente hace lo que hace por la motivación». Esa dignificación por el ejercicio debe ser el objetivo para nosotros, los profesionales; su consecución, estableciendo los medios necesarios, una obligación para los dirigentes, y su práctica y desarrollo, un derecho para el ciudadano.

BIBLIOGRAFIA

1. RICARDO MARÍN: «Cátedras Universitarias de tema deportivo-cultural», Junta Nacional de Educación Física.
2. AA.VV.: *Diccionario de la Real Academia Española de la Lengua,* 18.ª ed., Espasa Calpe, S. A.
3. JOSÉ MARÍA CAGIGAL: «Ocio y Deporte en nuestro tiempo», Cátedras Universitarias, Universidad de Salamanca.
4. AA.VV.: «Cátedras Universitarias de tema deportivo-cultural», Universidad de Salamanca, Junta Nacional de Educación Física.
5. JOSÉ MARÍA CAGIGAL: «Ocio y Deporte en nuestro tiempo», Cátedras Universitarias de tema deportivo-cultural, Universidad de Salamanca.
6. J. VIDA SORIA: «Ocio, Trabajo y Organización del Ocio», Cátedras Universitarias de tema deportivo-cultural, Universidad de Salamanca.
7. J. VIDA SORIA, citado.
8. JOSÉ MARÍA CAGIGAL: «Ocio y Deporte en nuestro tiempo», Cátedras Universitarias de tema deportivo-cultural, Universidad de Salamanca.
9. JOSÉ MARÍA CAGIGAL, citado.
10. BASILISA SECO GARCÍA: «La Recreación en Yugoslavia», revista *Deporte 2000,* núm. 111, 1979.
11. C. R. JENSEN y A. G. FISHER: *Scientific basis of Athletic Conditioning,* Filadelfia, 1979.
12. J. B. MURPHY: *Newsletter Research Psychology,* 1972.
13. L. J. DOWELL: *Psychology of sport,* Athletic Institute, Chicago, 1970.
14. FERNANDO NAVARRO: «Factores que afectan al aprendizaje de la natación», Jornadas de Estudio sobre la Educación Física, Leganés (Madrid), 1981.
15. BIGGE y M. HUNT: *Bases psicológicas de la Educación,* Ed. Trillas, México, 1972.

DOROTHY V. HARRIS: *¿Por qué practicamos deporte?,* Ed. Jims, Barcelona.
A. ZAPATA y F. AQUINO: *Psicopedagogía de la motricidad,* Ed. Trillas, México, 1979.
AA.VV.: *Condicionamiento físico,* Ed. Hispano-Europea, Barcelona.
TOMÁS SALA BLANCO: *El trabajo de los deportistas profesionales,* Ed. Mezquita, Madrid, 1983.

BRYANT J. CRATTY: *Motricidad y psiquismo,* Ed. Miñón, 1979.
LUIS SAGIVELA y ANTONIO MINGOTE: *Un cierto modo de vivir,* EDAF, 1981.
AMANDO DE MIGUEL: «Deporte y vida cotidiana», I Simposio Nacional del deporte en la sociedad española contemporánea, Consejo Superior de Deportes, 1983.
VICENTE MARCO: «El deporte y los medios audiovisuales», I Simposio Nacional sobre el deporte en la sociedad española contemporánea, Consejo Superior de Deportes, 1983.
JULIO CÉSAR LEGIDO: «La investigación específica en las ciencias del movimiento», I Simposio Nacional sobre el deporte en la sociedad española contemporánea, Consejo Superior de Deportes, 1983.
JOSÉ LUIS ARANGUREN: «Deporte y modernidad», I Simposio Nacional sobre el deporte en la sociedad española contemporánea, Consejo Superior de Deportes, 1983.

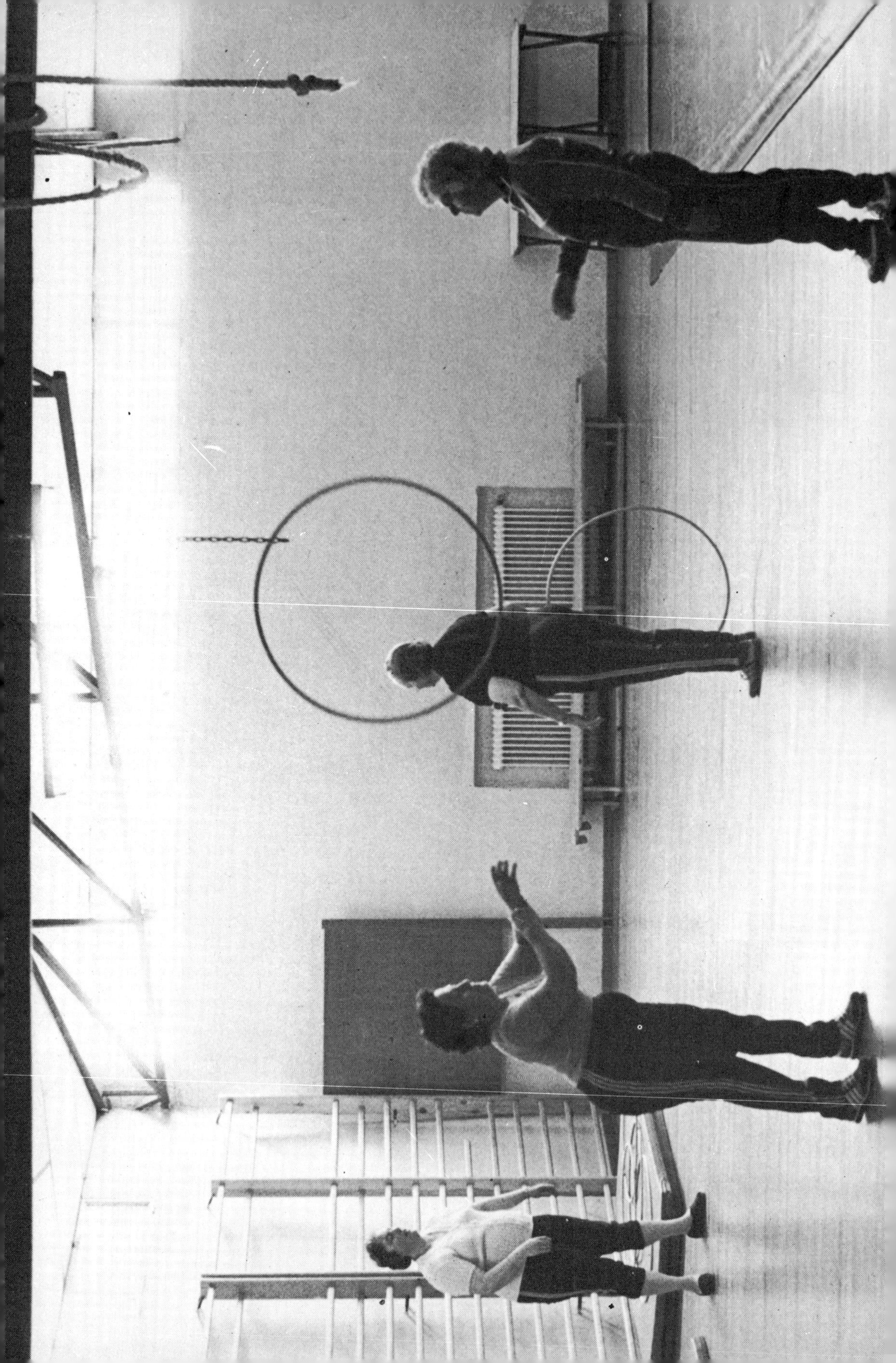

2
Los adultos

Cuando hablamos del mundo de los adultos nos referimos a las personas que están en la etapa de la vida de plena madurez y desarrollo. Esta edad, situada entre los treinta y los sesenta y cinco años, tiene unos rasgos característicos que definen perfectamente la personalidad de los individuos reunidos en dicho grupo social.

Es la época en que se tiene mayor tranquilidad y estabilidad en todos los aspectos. Se supone que la persona ha llegado al cénit de su actividad profesional, familiar y social. Sin embargo, es en este momento cuando comienza el declive de la juventud. El deportista, sea fuerte o débil, sufre un deterioro inevitable de sus capacidades físicas. Es aquí donde el deporte y los programas de mantenimiento físico adquieren su mayor expresión. A esta edad disminuye la fuerza, se reduce la resistencia general y las articulaciones van perdiendo la elasticidad de la juventud. Las enfermedades cardiovasculares amenazan con apoderarse de nosotros y el fantasma del envejecimiento espera a la vuelta de la esquina con sus brazos abiertos.

Este periodo de vida del ser humano es como una «meseta», en la que se vive con una cierta estabilidad a medida que pasa el tiempo, hasta que el declive se acentúa. Es en este lapso cuando el adulto más necesita conocer su cuerpo, sus reacciones, sus fundamentos, su funcionamiento y las respuestas del organismo ante el ejercicio físico, el trabajo, el estrés, etc. Los adultos encuentran en el deporte diferentes maneras de expresar sus sentimientos de acuerdo con su modo de ver las cosas. El deporte les posibilita la comunicación y compensa los efectos perniciosos de una sociedad marcada por la industrialización, la división del trabajo, la superespecialización y el abuso de posturas no naturales.

CARACTERISTICAS PSICOSOCIALES

La mayoría de los adultos disfrutan de un equilibrio emocional y de estabilidad social. Uno de los objetivos que más les preocupan es conservar y mejorar esta estabilidad (ascender en el estatus). A la vez, buscan los medios necesarios para satisfacer otra serie de intereses, como son los culturales, deportivos, estéticos, etc., portadores de felicidad.

Según el profesor Michel Bouet[1], en el deporte las tendencias personales se manifiestan en sus diferentes aspectos:

1.º La tendencia a conferirse simplemente el sentimiento de la existencia del yo, saliendo de la pasividad.
2.º La tendencia a descubrirse y conocerse a sí mismo. La curiosidad del hombre por lo que puede hacer halla múltiples ocasiones de satisfacerse.
3.º La tendencia a realizarse y a la expresión de sí mismo. El deporte resulta, en primer lugar, el modo de dar al cuerpo su parte, de responder a la situación de «poder hacer» que presenta nuestro cuerpo, en este sentido integra el cuerpo a la persona.

Continúa el prestigioso doctor y dice[2]: «La personalidad puede, en determinados casos, crearse en el deporte y no sólo realizarse en él. Un carácter puede forjarse, una determinada manera de ser, hacerse.»

Como vemos, el adulto encuentra en el deporte variadas posibilidades de satisfacción personal. Necesita del deporte para demostrarse que todavía puede enriquecerse de una forma motriz, social e intelectual.

La adaptación al esfuerzo es distinta que la de los individuos más jóvenes, y esto produce una serie de cambios psicológicos que repercuten en la actividad. Ha comentado el doctor Trullols[3] que «el deterioro psicológico es paralelo al orgánico; se evidencia más tarde, pero los síntomas existen mucho antes».

Las características más importantes en esta etapa de la vida son la reflexión, el análisis y la capacidad de síntesis, en contraposición al aprendizaje y la receptividad, que son propias de edades más juveniles. A nosotros nos han demostrado que si bien realizan la práctica deportiva con mayor lentitud que los jóvenes, en precisión y constancia los superan con cierta facilidad.

Las diferencias psicológicas entre el hombre y la mujer son poco apreciables. Existen algunas referentes a la motivación. El hombre está más motivado por el aspecto lúdico, mientras que la mujer tiende a objetivos estéticos y de mejora de la salud. En palabras del doctor Bouet[4], «Los deportes de carácter estético favorecen el desarrollo de la tendencia a la expresión de sí mismo en el deporte».

En el periodo premenopáusico, la mujer sufre algunos trastornos que la diferencian de los cambios psíquicos del hombre, pero que son pasajeros.

También hacer deporte supone bienestar psicológico y ayuda a conseguir una buena salud mental. Los americanos E. Snyder y E. A. Sireitzer[5] reflexionan sobre el tema diciendo: «La relación positiva entre la participación en el deporte y el bienestar psicológico se puede encontrar en el placer y la diversión intrínsecas que suponen los juegos y los deportes. Los deportes producen una tensión-excitación que supone una yuxtaposición agradable a los aspectos mundanos y rutinarios de la vida diaria. Hacer actividad física no supone muchas veces una liberación de tensiones, sino el restablecimiento de esa medida de tensión que es un ingrediente esencial de la salud mental.»

El documento titulado «Recomendaciones a favor del deporte para todos», que tan bien resume el profesor Cagigal en las cátedras universitarias, formula cuestiones a favor de nuestra teoría, como las que siguen[6], «El medio industrial y urbano multiplica las enfermedades cardiovasculares, las enfermedades nerviosas, la irritación, la lasitud y la tristeza. Y está demostrado que un mínimo de ejercicio físico practicado cotidianamente, un retorno a la Naturaleza y un reencuentro práctico con el juego desinteresado son los mejores remedios a la situación descrita... Desde el punto de vista social, el deporte facilita las relaciones, la vida en grupo, y canaliza la agresividad, la necesidad de confrontación. Despierta la sensibilidad, la creatividad, habitúa al esfuerzo y al respeto a la regla. Puede ser el vehículo de una mejor comprensión internacional. En los medios de producción, el deporte para todos contribuye al mejoramiento del clima social, de las condiciones de higiene, a la prevención de los accidentes de trabajo. Finalmente, favorece la producción.»

Invade a todos estos planteamientos un espíritu pedagógico y a la vez explicativo de lo que puede representar para el ciudadano la práctica del ejercicio. Debe estar incluido, éste, en un amplio sistema de vida que abarca desde medidas higiénico-dietéticas a normas psicológicas y sociales.

CARACTERISTICAS BIOLOGICAS

Según unas estadísticas americanas, en Estados Unidos cada año mueren 1.300.000 personas de infarto[7].

Se hizo una campaña de difusión del *jogging,* y esta cifra descendió en un 20 por 100. El ejercicio físico, en general, puede ser una medida preventiva considerable de la arterioesclerosis presenil (antesala del infarto).

En la edad adulta se comienza a sufrir paulatinamente el deterioro orgánico de la involución. Es cierto que en este momento de la vida es cuando se tiene una madurez de las funciones orgánicas, pero a partir de ahí comienza un periodo involuntario del que nadie se puede escapar.

El ejercicio facilitará la evolución vital y prevendrá sobre determinadas complicaciones propias de la edad, como pueden ser la obesidad, las enfermedades cardiocirculatorias y respiratorias.

El desarrollo físico ha llegado a la cumbre, pero todavía podemos mejorar las cualidades físicas, o por lo menos y sobre todo, mantenerlas para evitar un envejecimiento precoz.

El hombre y la mujer son diferentes en su morfología. Hay que darse cuenta de que la práctica de los mismos ejercicios, en algunos aspectos concretos, es una contraindicación; también su intensidad. Pero se sabe que «los cambios morfológicos y fisiológicos (por ejemplo, la menopausia), son mejor tolerados por las personas que realizan algún tipo de deporte o actividad física»[8]. «La menopausia es un periodo de crisis que se corresponde con la detención de la función reproductora. Desaparecen la ovulación y las menstruaciones hasta conseguir un nuevo equilibrio físico y psíquico[9].»

La edad de aparición varía. Se cree que se trata de un factor genético, sobre el que influyen principalmente el clima y la raza. Es un fenómeno que no acaece bruscamente, sino de una manera progresiva. A veces viene acompañado de sofocaciones, palpitaciones, dolores en general, aumento del volumen de las extremidades, irritabilidad e inestabilidad emocional. La grasa se reparte, y aparecen una cierta obesidad y una hipotonía muscular, particularmente en la pared abdominal.

No debe resultar mucho problema esta situación transitoria, y está comprobado, como decíamos anteriormente, que se tolera mejor en mujeres deportistas.

Existen otras características en este periodo de la vida que nos deben preocupar más. La capacidad pulmonar se reduce y aumenta la cantidad de aire intrapulmonar no aprovechable. El oxígeno en sangre arterial decrece. También disminuye la fuerza muscular, siendo más marcado en el hombre que en la mujer. Pueden aparecer lesiones ligamentosas por la laxitud fisiológica, más evidente en mujeres premenopáusicas. Disminuyen el metabolismo basal y el consumo de oxígeno. Aumenta la presión arterial. En algunos individuos se pueden encontrar crisis hipertensivas y el intercambio gaseoso y la capacidad vital se reducen.

Por todo esto, entendemos que la actividad física realizada de una manera coherente y con un método racional es el mejor medio para disminuir estas deficiencias y conseguir retrasar la vejez.

CUADRO RESUMEN DE CARACTERISTICAS BIOLOGICAS

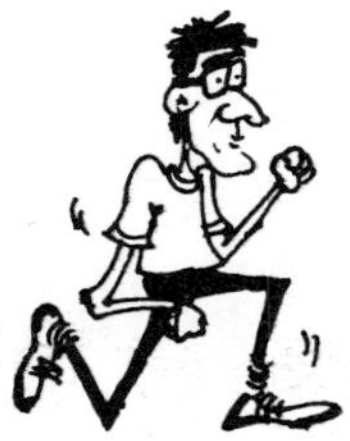	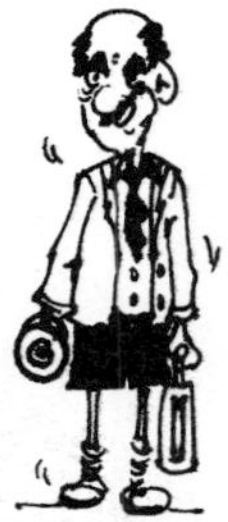	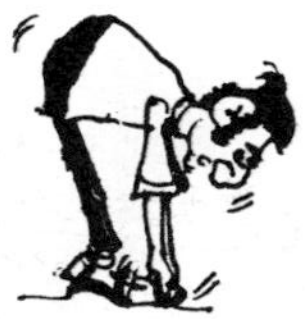	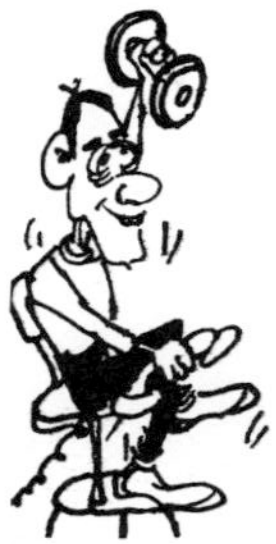	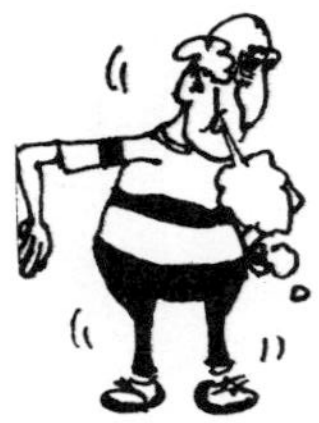	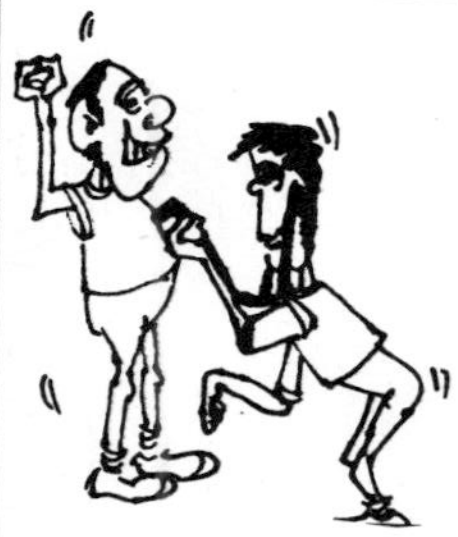
● Disminuye progresivamente la velocidad. ● También la velocidad de reacción. ● Aumenta el tiempo que transcurre entre el estímulo y la reacción que desencadena. ● Disminuyen las habilidades y actuaciones rápidas.	● Aumenta la fuerza. ● Aumenta la resistencia. ● Trabajos de larga duración y de baja intensidad.	● Se acentúa la rigidez de las articulaciones. ● Es difícil mejorar e incluso mantener un buen nivel de flexibilidad. ● La ocupación laboral y las actividades cotidianas no favorecen el desarrollo de la flexibilidad de una manera natural. ● La inactividad prolongada o las largas horas transcurridas en posiciones estáticas disminuyen la flexibilidad. ● La práctica de algunos trabajos u ocupaciones también influyen en la pérdida de la flexibilidad.	● Obesidad o exceso de peso. ● Es reacio a actividades fatigosas. ● Aparición de trastornos de columna. ● Descompensaciones de la postura. ● Insuficiente descanso nocturno. ● Sobrecarga de excitaciones. ● Poco tiempo para el deporte. ● Problemas que se agravan por: — Inactividad. — Alcohol. — Tabaco. ● Tendencia a estrés.	● Disminuye la capacidad de trabajo. ● Se toleran mal las actividades de gran intensidad, de carácter anaeróbico, realizadas en deuda de oxígeno y sin tiempo suficiente de recuperación. ● Aumenta el riesgo de enfermedades arterioescleróticas. ● Aumenta la presión arterial. ● Disminuye la capacidad de intercambio gaseoso. ● La recuperación funcional se hace más lenta.	● Va disminuyendo la capacidad de adaptación. ● Aparecen lesiones que tardan en curar.

CUADRO RESUMEN DE CARACTERISTICAS PSICOSOCIALES

Aspectos emocionales	*Aspectos intelectuales*	*Aspectos sociales*	*Aprendizaje*	*Motivación*	*Aspectos generales*
• Confianza en sí mismo. • Equilibrio. • Estabilidad familiar y laboral. • Serenidad ante las dificultades. • Aumento del estrés. • En el plano deportivo: — Retraimiento. — Timidez. — Miedo al ridículo (sobre todo si no practicó ningún deporte anteriormente).	• Hiperactividad. • Eficacia. • Madurez. • Productividad. • Capacidad de decisión. • Máximo rendimiento en las capacidades intelectuales. • Reflexión y análisis.	• Tendencia al aumento de los contactos sociales. • Propensión a una excesiva ingestión de: — Comida. — Alcohol. — Tabaco. — Etc. • Exitos laborales y profesionales que repercuten en lo social. • Autonomía.	• En el plano deportivo: — Inseguridad ante situaciones nuevas. — Mayor atención. — Mejor comprensión de las tareas. — Más lentos en el trabajo, pero con mayor precisión. — Evitan el riesgo. — Necesitan mayor número de repeticiones o ensayos. — Cometen menos errores.	• La conservación de la capacidad física es más importante que otros factores. • Gran preocupación por la conservación de la salud. • Se valora la información. • Gran aliciente es poder modificar una situación, por ejemplo, un partido, una resistencia. • Preocupación por el aspecto exterior y la capacidad física.	• Explotación del brillo social. • Ostentación del éxito. • Estrés. • Madurez de las funciones sexuales. • La personalidad influye en el tipo de actividad a elegir.

CARACTERISTICAS DE LOS EJERCICIOS

La actividad físico-deportiva del adulto debe ser constante, sostenida y metódica. Los ejercicios tendrán un carácter profiláctico como medio de mejora o mantenimiento de la salud. Un carácter recreativo enfocado a la ocupación del tiempo de ocio. La actividad tiene que ser compensadora de la vida sedentaria o de actividades unilaterales o deformantes. El calentamiento tiene una gran importancia para evitar lesiones, para lograr el máximo rendimiento de la actividad posterior y para evitar innecesarios dolores musculares de aparición posterior. Cualquier actividad debe comenzar con un calentamiento o, en su defecto, con una intensidad muy baja durante unos diez minutos.

El adulto debe adaptar los ejercicios o las actividades a su personalidad. También hay que adecuar estas actividades a las circunstancias biológicas y ambientales propias de cada persona.

Se debe interiorizar el movimiento.

La intensidad de los ejercicios debe ser baja o media, pero realizados durante mucho tiempo.

BIBLIOGRAFIA

1. Michel Bouet: «Psicología y deporte», revista *Citius Altius Fortius*, tomo XIV, Instituto Nacional de Educación Física, Madrid, 1972.
2. Michel Bouet, citado.
3. L. F. Trullols: «Curso sobre dirección de programas de mantenimiento físico», Escuela Deportiva BRAFA, Barcelona, 1981.
4. Michel Bouet, citado.
5. E. Snyder y E. A. Sireitzer: «Participación en el deporte y bienestar social», Departamento de Sociología, Universidad Estatal de Bowling Green, Ohio, Cátedras Universitarias de tema deportivo.
6. José María Cagigal: «Ocio y deporte en nuestro tiempo», Cátedras Universitarias de tema deportivo cultural, Universidad de Salamanca, Junta Nacional de Educación Física.
7. Marcos Becerro: «Conferencia sobre el deporte para todos», Jornadas de Estudio sobre la Educación Física, Servicio Municipal de Deportes, Leganés (Madrid), 1982.
8. L. F. Trullols, citado.
9. L. F. Trullols, citado.

Virginia Oñate: «Cuerpo humano», revista *Muy Interesante*, núm. 29, octubre 1983, Madrid.

AA.VV.: «I Jornadas de informaçao científico-desportiva», Instituto Nacional dos Desportos, núm. 6, Lisboa, 1981.

E. Cerdá: *Una psicología de hoy*, Ed. Herder, 1975.

Bryant J. Cratty: *Motricidad y psiquismo en la Educación Física y el deporte*, Ed. Miñón, Valladolid.

Bigge y Hunt: *Bases Psicológicas de la Educación*, Ed. Trillas, México, 1972.

E. Stones: *Psicología evolutiva*, Ed. Magisterio Español, S. A., Madrid.

Fernando Sánchez Bañuelos: «Motivación en Educación Física», revista *Citius Altius Fortius*, tomo XIII, Instituto Nacional de Educación Física, Madrid, 1971.

AA.VV.: «Sport pour les immigrés», I Seminario, Instituto Nacional dos Desportos, Lisboa, 1981.

AA.VV.: *La acción sociocultural en los municipios*, Ed. Popular, S. A., Madrid.

AA.VV.: «III Congreso Mundial de la Sociedad Internacional de Psicología del Deporte», Instituto Nacional de Educación Física, 25-29 de junio de 1973, Madrid.

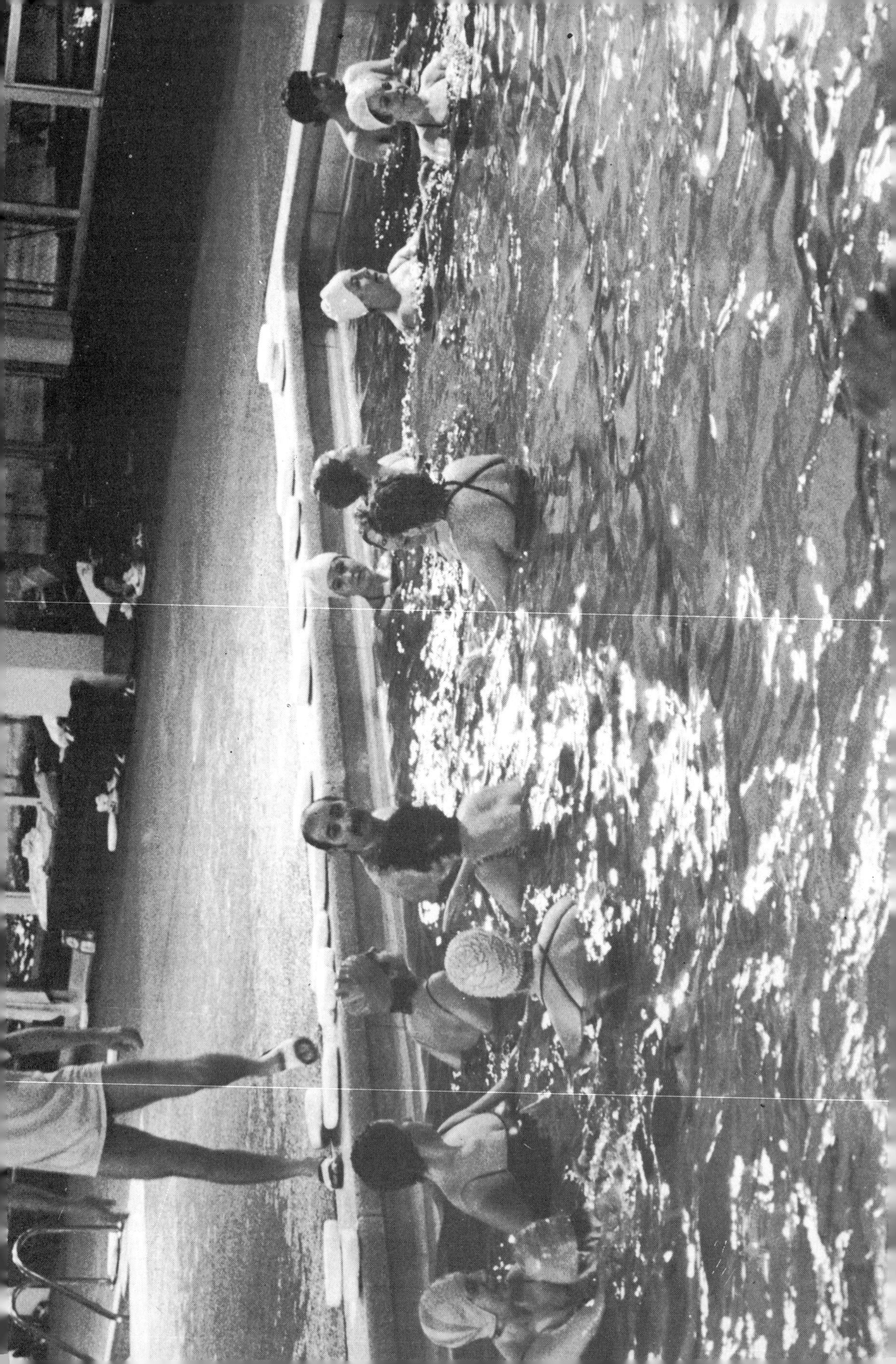

3

Los programas deportivos

Resulta evidente que trabajar con programas establecidos es mejor que hacerlo al arbitrio de la desdichada improvisación. En este capítulo de programas queremos mostrar al lector una gama de posibilidades para que elija la que más le interese o para que se instruya en aquellas que desconoce.

Nuestro objetivo con los programas es, recordando las palabras de Fernando de Andrés[1], «elaborar y efectuar consecuentemente una serie de acciones que conduzcan a alcanzar el resultado deseado». A diferencia de «Planificar», que el mismo autor[2] define como «determinar los objetivos y detallar los medios adecuados para alcanzarlos».

Para desarrollar programas de trabajo que alcancen los objetivos deseados tenemos que tener presente la importancia de la participación y la información. El deportista que empieza debe colaborar en el proceso de programación. Ha de tener libertad para elegir entre una actividad y otra previo conocimiento de las mismas. Un individuo normal que quiera hacer deporte, y entienda que con correr por las mañanas los días festivos cumple con su objetivo deportivo, debe saber cómo correr, cuándo y dónde. Por otra parte, otro al que le interese inscribirse en un gimnasio y entienda que lo mejor para su salud es el método de un profesor especializado, deberá saber cuál es ese método. Dando opciones variadas cumplimos con el lema de «Deporte para todos» y nos acercamos al entendimiento del deporte como una actividad de protagonismo popular.

La programación es un proceso continuado de cambios y evoluciones. Es un trabajo de sucesivos análisis y comprobaciones. Representa la primera base sólida a partir de la cual podemos iniciar una medición de resultados, una evaluación del rendimiento, tanto del deportista solitario de domingo, como del profesor que dirige a un grupo en un gimnasio, o de la familia que sale al campo de excursión.

Todas aquellas personas que participan o viven el deporte deben convertirse en protagonistas de los programas. En una instalación privada, desde los conserjes hasta los administrativos. En un grupo de excursionistas, todos los componentes, y en una familia, desde el padre hasta el hijo menor. Debe desarrollarse una convivencia común en este proceso de comunicación deportiva.

Refiriéndonos a la programación deportiva para un municipio, ésta debe contener puntos de inclusión dentro de la programación regional, y la regional, a su vez, dentro de la nacional. «Una programación deportiva coordinada en las intervenciones locales, regionales y nacionales para el desarrollo de la práctica deportiva contribuye al desarrollo general del país.»

Según el CONI (Consejo Italiano de Deportes), el proceso de programación para una instalación o un municipio se puede esquematizar con los siguientes puntos:

Punto I	*Conocimiento del sistema actual.* • Número de participantes. • Actividades que se realizan. • Instalación. • Plantilla, etc.
Punto II	*Contacto con los responsables del municipio.* • Gestión y financiación.
Punto III	*Determinación de las necesidades.*
Punto IV	*Reconocimiento del núcleo deportivo existente y búsqueda de nuevos núcleos.* • Llevaría consigo gastos de financiación. • Máxima utilización de los recursos con que contamos. • Reestructuración en la instalación.
Punto V	*Conocimiento de los resultados. Evaluación de la inversión.*

OBJETIVOS DE LOS PROGRAMAS DEPORTIVOS

Cuando tengamos que plantear los objetivos de cualquier programa habremos de tener en cuenta una serie de prevenciones médico-didácticas que nos deben guiar en la configuración de los objetivos. Es conveniente resaltar lo siguiente:

— Hay que pensar en que el individuo no va a realizar una práctica de rehabilitación. Para ello, tendremos que convencerlo de que no es ése su cometido. La actividad se puede enfocar desde un punto de vista de *recreación,* y si acaso de gimnasia correctiva.

— Es fundamental que toda persona que quiere hacer deporte deba pasar una revisión médica completa. Una de las cosas importantes con que debe contarse en un programa deportivo es la dirección y el control que ha de llevarse por parte de los profesores y del director médico.
— Explicar a los alumnos el contenido del programa. No con términos muy técnicos, sino de tal manera que entiendan todo lo que hacen y por qué lo hacen.
— El programa debe fijar metas en la mejora de la forma física de los alumnos, de fácil control por ellos.
— Las actividades al aire libre en contacto con la Naturaleza son principales en cualquier programa.
— En personas mayores se han de evitar ejercicios muy competitivos y de gran desarrollo muscular. No se debe llegar a la fatiga.
— En adultos y jubilados deberemos evitar ejercicios muy intensos o que produzcan apnea: saltos, multisaltos, movimientos que posteriormente traigan repercusiones negativas en los niveles articulares y en la columna vertebral.

El profesor Marcelo Palacios[3] apunta que «el ejercicio físico se puede realizar en todas las etapas de la vida, siempre y cuando no existan lesiones o enfermedades que lo impidan, cuidando, ante todo, de armonizar adecuadamente los fines que se buscan con la edad y el sexo del individuo, y atendiendo más a su auténtica edad biológica que a la cronológica».

— Las actividades deben ser alegres y atrayentes. Hay que buscar el componente, siempre positivo, de la motivación.

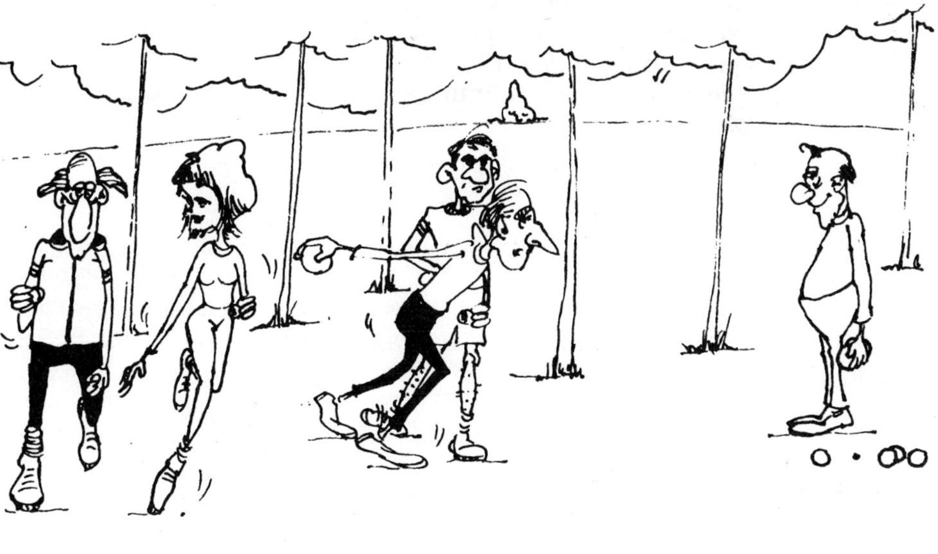

—Como decíamos poco antes, es preciso someterse a un estricto control médico. Debemos contar con que el individuo no va a tener ningún trastorno de tipo cardiorrespiratorio, etc. Hay que dedicar un apartado sencillo, pero profundo en su contenido y eficacia, en la organización y prevención médica.
—El programa debe procurar la mentalización deportiva de los alumnos que lo compongan.

En cuanto a los objetivos propiamente dichos, es evidente que habrán de basarse en ofrecer una actividad física ordenada, elevar la salud y el bienestar psicofísico de los ciudadanos y establecer criterios de conocimiento de la población deportiva, de los profesores y del programa.

PROGRAMA DE ACTIVIDADES FISICAS

El programa de actividades físicas surge de la necesidad imperiosa de evitar la improvisación. Mostrar las posibilidades que a lo largo de un año de trabajo podemos tener es una de las obligaciones de cualquier estudio que se precie de práctico. Está claro que este programa lo realizaremos en función de los medios que tengamos a nuestro alcance. Así, las actividades que creamos convenientes vendrán inspiradas por los materiales de que dispongamos, la instalación y las características de los alumnos que acudan a nuestro programa.

Dentro de un mismo grupo de trabajo, podemos tener materias divididas por niveles de exigencia, en función de las pruebas médicas, de los exámenes físicos, de las preferencias de los alumnos o de la oferta de los dirigentes de la instalación. Pero lo más importante es saber los medios con que contamos para realizar un buen trabajo.

El programa que explicamos a continuación está expresado en las tres formas más completas de entendimiento:

- *Programación anual.*
- *Programación trimestral.*
- *Programación diaria.*

Las actividades se combinan en gimnasios cerrados y salidas al aire libre. Y, sobre todo, *lo puede realizar cualquier persona que comience su iniciación deportiva* con unos mínimos controles.

PROGRAMACION ANUAL

El trabajo anual que a continuación se expone está dividido en nueve meses, y éstos, a su vez, en semanas de tres días de clase, de una hora de duración.

Los objetivos y actividades recomendados están expuestos en capítulos anteriores. Todas las clases que se explican han sido realizadas previamente por un grupo de adultos adscritos a un gimnasio de mantenimiento físico español.

Las pruebas que aparecen mencionadas en el primer día de clase son las siguientes:

— Test de Ruffier Dickson (se explica en otro apartado).
— Lanzamiento de balón medicinal.
— Salto de longitud con los pies juntos.
— *Ficha médica:*

Nombre .... Apellidos ....
Dirección ....
Estado civil .... Fecha de nacimiento ....
Deportes que ha practicado de joven ....
¿Por qué viene a la clase? ....
¿Qué actividad le gustaría realizar? ....
....
¿En qué trabaja en la actualidad? ....
Anamnesis (historia clínica), donde se recogen todos los datos del individuo desde su infancia hasta el momento presente ....
Análisis de sangre ....
Análisis de orina ....
Aparato cardiocirculatorio ....
Auscultación ....
Pulso ....
Presión arterial ....
Electrocardiograma ....
Radiografía abdominal ....
Talla .... Peso .... Longitud miembros ....
Columna vertebral ....

De estos controles médicos periódicos han de tener conocimiento tanto el profesor como los alumnos.

Existe otro objetivo que también debemos evaluar, *la recreación*. La diversión y el placer que a lo largo del programa debemos tener presente desde el profesor hasta los alumnos. Tenemos la completa seguridad de que el deporte y la actividad física son un hermoso medio de placer, relación y ocupación del ocio, que devuelven al pueblo la posibilidad del movimiento y aun de su protagonismo.

PROGRAMACION ANUAL

		LUNES	MIERCOLES	VIERNES
OCTUBRE	*Primera semana*	Control de las pruebas físicas.	Calentamiento. *Flexibilidad*.	Calentamiento. Acondicionamiento físico general.
	Segunda semana	Cross-paseo. Flexibilidad.	Calentamiento con elementos auxiliares. Circuito acondicionamiento físico general.	Calentamiento con pelotas. Coordinación. Relajación.
	Tercera semana	Calentamiento. Flexibilidad. Coordinación en bancos suecos.	Calentamiento. Trabajo por parejas. Juegos.	Calentamiento. Enseñanza de destrezas deportivas.
	Cuarta semana	Calentamiento. Badminton.	Cross-paseo.	Calentamiento. Circuito. Relajación.
	Quinta semana	Calentamiento en espalderas. Enseñanza de destrezas deportivas.	Calentamiento con elementos auxiliares. Circuito.	Calentamiento. Coordinación en bancos suecos. Juegos.
NOVIEMBRE	*Primera semana*	Calentamiento. Flexibilidad. Fuerzas por parejas.	Calentamiento. Deportes. Vuelta a la calma.	Calentamiento. Flexibilidad. Enseñanzas de destrezas deportivas.
	Segunda semana	Cross-paseo. Flexibilidad.	Calentamiento. Fuerza por parejas. Juegos.	Calentamiento con elementos auxiliares. Relajación.
	Tercera semana	Calentamiento. Flexibilidad en espalderas.	Calentamiento. Circuito acondicionamiento físico general.	Cross-paseo. Juegos.
	Cuarta semana	Calentamiento. Badminton. Vuelta a la calma.	Calentamiento. Trabajo en colchonetas. Juegos.	Calentamiento. Coordinación con pelotas. Balón prisionero.

DICIEMBRE	*Primera semana*	Calentamiento. Juegos tradicionales. Vuelta a la calma.	Calentamiento. Flexibilidad. Circuito acondicionamiento físico general.	Control de las pruebas físicas.
	Segunda semana	Calentamiento. Coordinación con bancos y aros.	Calentamiento. Enseñanza de destrezas deportivas. Relajación.	Calentamiento. Cross-paseo.
	Tercera semana	Calentamiento. Fuerza de piernas. Relajación.	Calentamiento. Footing. Información teórica.	Calentamiento con ritmo y música. Juegos.
	Cuarta semana	Calentamiento con pelotas. Badminton. *Vacaciones*.	Calentamiento. Trabajo general con elementos auxiliares.	Calentamiento. Circuito. Relajación. *Vacaciones*.
ENERO	*Primera semana*	Calentamiento. Flexibilidad. Acondicionamiento físico general.	Calentamiento. Flexibilidad. Coordinación en bancos suecos.	Calentamiento. Flexibilidad. Circuito. Relajación.
	Segunda semana	Calentamiento. Cross-paseo.	*Juegos populares*.	Calentamiento. Badminton.
	Tercera semana	Rallie de peatones.	Salida para control médico.	Calentamiento con música. Juegos populares.
	Cuarta semana	Calentamiento. Enseñanza de destrezas deportivas.	Cross-paseo. Juegos.	Calentamiento en espaldera. Circuito de acondicionamiento físico general.
FEBRERO	*Primera semana*	Rallie de peatones.	Footing. Flexibilidad. Juegos.	Calentamiento con música. Coordinación con obstáculos.
	Segunda semana	Calentamiento. Juegos. Información teórica.	Calentamiento. Deportes. Vuelta a la calma.	Calentamiento. Circuito de fundamentos deportivos. Grupos.

PROGRAMACION ANUAL (continuación)

		LUNES	MIERCOLES	VIERNES
	Tercera semana	Cross de paseo. Flexibilidad.	Calentamiento. Juego del rallie de peatones.	Calentamiento. Moverse al son de la música. Relajación.
	Cuarta semana	Calentamiento. Coordinación con pelotas.	Salida al campo. Footing. Juegos.	Calentamiento. Trabajo en espalderas (columna vertebral). Juegos.
MARZO	*Primera semana*	Calentamiento. Circuito de resistencia cardiovascular.	Calentamiento. Rallie de peatones.	Calentamiento. Enseñanza de destrezas deportivas.
MARZO	*Segunda semana*	Calentamiento. Deportes. Vuelta a la calma.	Calentamiento. Circuito de acondicionamiento físico general. Información teórica.	Cross-paseo. Juegos.
MARZO	*Tercera semana*	Calentamiento. Juegos populares. Vuelta a la calma.	Calentamiento. Coordinación con elementos auxiliares.	Rallie de peatones. Información teórica.
MARZO	*Cuarta semana*	Calentamiento. Trabajos en espalderas (columna vertebral).	Calentamiento. *Juegos de elección por grupos.*	Calentamiento. Flexibilidad por parejas. Juegos.
MARZO	*Quinta semana*	Calentamiento. Badminton.	Calentamiento. Enseñanza de destrezas deportivas. Partidos.	Cross-paseo. *Deportes.*
	Primera semana	Calentamiento. Cross de orientación.	Calentamiento. Flexibilidad. Juegos.	Calentamiento. Flexibilidad. Circuito de acondicionamiento físico general. Relajación.

ABRIL	*Segunda semana*	Cross-paseo. Juegos.	Calentamiento. Trabajo en espalderas. Badminton.	Calentamiento. Enseñanza de destrezas deportivas. Partidos.
	Tercera semana	Juegos tradicionales por grupos.	Salida al campo. *Aire libre*.	Calentamiento. Rallie de peatones.
	Cuarta semana	Calentamiento. Circuito general. Relajación.	Calentamiento. Flexibilidad por parejas. Fuerza por parejas.	Salida al campo. *Aire libre*.
MAYO	*Primera semana*	Calentamiento. Coordinación con elementos auxiliares.	Calentamiento. Carrera circuito. Flexibilidad. Relajación.	Calentamiento con música. Coordinación con música.
	Segunda semana	Cross-paseo. Juegos y deportes.	Calentamiento. Circuito de acondicionamiento físico general. Relajación.	Calentamiento. Rallie de peatones.
	Tercera semana	Calentamiento. Trabajo en espalderas (columna vertebral). Relajación.	Calentamiento. *Juegos y deportes*.	Salida al campo. *Aire libre*.
	Cuarta semana	Calentamiento. Flexibilidad. Circuito de acondicionamiento físico general. Relajación.	Calentamiento con pelotas. Enseñanza de destrezas deportivas.	Calentamiento. Badminton. Juegos.
	Quinta semana	Calentamiento. Flexibilidad. Deportes.	Cross-paseo. Juegos.	Calentamiento. Parejas: flexibilidad y fuerza. Información teórica.

PROGRAMACION ANUAL (continuación)

		LUNES	MIERCOLES	VIERNES
JUNIO	*Primera semana*	Calentamiento. Footing. Flexibilidad. Importancia de la carrera.	Calentamiento. Circuito de enseñanzas deportivas. Partidos.	Calentamiento con música. Petanca, bolos y badminton.
	Segunda semana	Calentamiento. Coordinación en bancos suecos. Juegos.	Calentamiento. Rallie de peatones.	Calentamiento. Flexibilidad. Coordinación con elementos auxiliares.
	Tercera semana	Cross-paseo. Información teórica.	Salida al campo. *Aire libre.* *Juegos y deportes.*	Calentamiento con cuerdas. Circuito. Relajación.
	Cuarta semana	Calentamiento. Enseñanza de destrezas deportivas. Partidos.	Calentamiento. Juegos tradicionales. Control preparación física.	Calentamiento. Coordinación con elementos auxiliares.

LA PROGRAMACION DIARIA.
LA SESION.
EJEMPLOS PRACTICOS

El plan de trabajo para el mantenimiento de adultos se fundamenta en la calidad y cantidad del trabajo a realizar. Evidentemente, el tipo de actividad nos marcará la calidad, y la cantidad la tendremos en función de los objetivos que nos propongamos.

En el apartado de la condición física hemos de tener en cuenta dos cuestiones fundamentales: primero, el desarrollo de la resistencia orgánica, encauzado a la aptitud cardiovascular y respiratoria; y segundo, el desarrollo de las cualidades físicas, como pueden ser la agilidad, la coordinación, etc., también la flexibilidad y la fuerza. Es decir, la parte estructural del cuerpo y la función motora.

En nuestra programación diaria, si el objetivo principal de la sesión es la condición física, las proporciones utilizadas han sido las siguientes:

Resistencia orgánica	30 al 35 %
Condiciones físicas	45 al 50 %
Agilidades. Actividad lúdica	15 al 25 %

Si el objetivo de la sesión incluye deportes o actividades recreativas, la proporción puede ser la siguiente:

Resistencia orgánica	10 al 15 %
Preparación física	25 al 35 %
Deporte o actividad recreativa	45 al 50 %
Relajación. Vuelta a la calma	10 al 15 %

Debe comprenderse que estas cifras pueden sufrir variaciones, y en ningún momento pueden tomarse al pie de la letra. A veces, la actividad recreativa se lleva toda la clase, y otras es la preparación física u otro tipo de actividad la que ocupa la sesión.

La combinación y equilibrio entre la intensidad, duración, cantidad y calidad en las sesiones son la clave para una buena programación y unos buenos resultados.

Tema: Circuito.
Objetivo: Acondicionamiento físico general.
Material: Elementos del gimnasio.

ACTIVIDAD	ORGANIZACION Y EXPLICACION GRAFICA	TIEMPO
Calentamiento • Carrera suave. • Estiramiento.	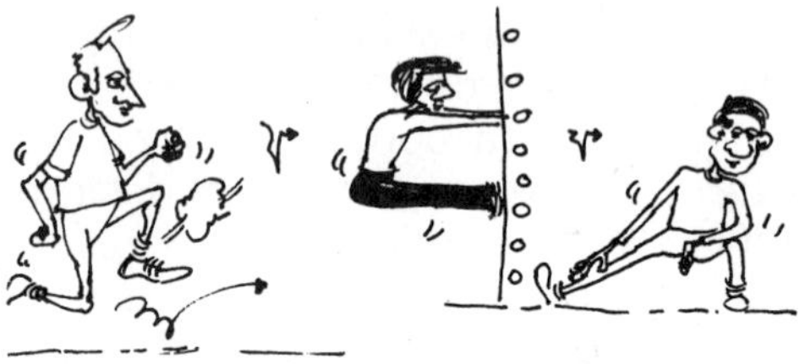	10 min.
Circuito 1. Subir y bajar la espalda. 2. Abdominales. 3. Lumbares. 4. Pasar el banco corriendo. 5. Saltar la comba. 6. Voltereta. 7. Saltos. 8. Lanzamiento de balón medicinal. • Dos vueltas. • Descanso, 4 min. • Tiempo en cada estación, 20 seg.	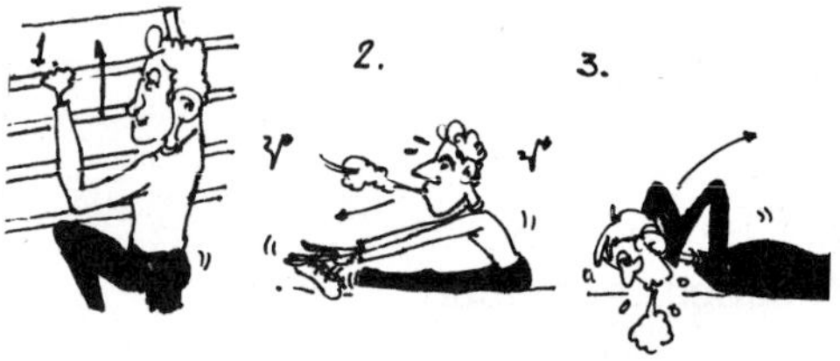 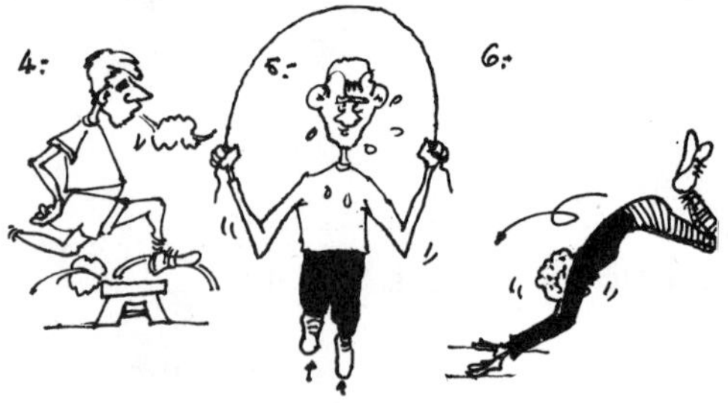 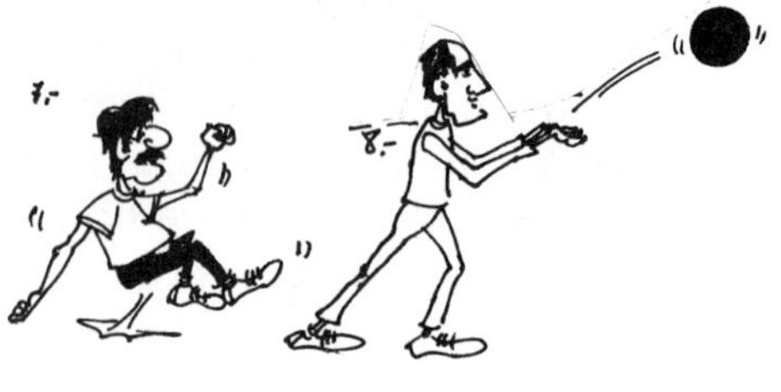	25 min.
Soltura muscular.	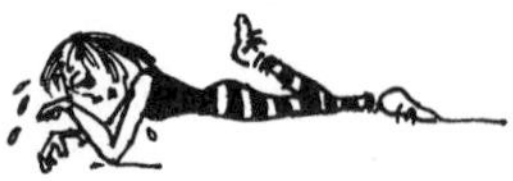	15 min.

Tema: Trabajo por parejas.
Objetivo: Acondicionamiento físico general.
Material: Pelotas, colchonetas y cuerdas.

ACTIVIDAD	ORGANIZACION Y EXPLICACION GRAFICA	TIEMPO
Calentamiento • General. • Iniciación a la flexibilidad. • Juego de resistencia.	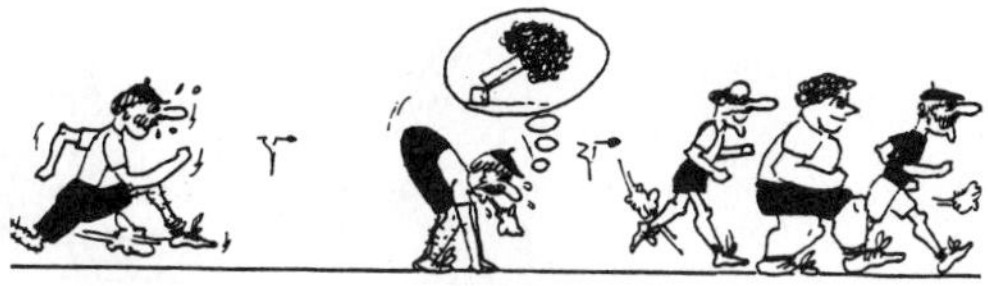	15 min.
Trabajo por parejas • Actividad general. • Trabajo enfocado al desarrollo general del alumno. Ejercicios: • Carrera. • Flexibilidad. • Fuerza. • Resistencia por parejas.	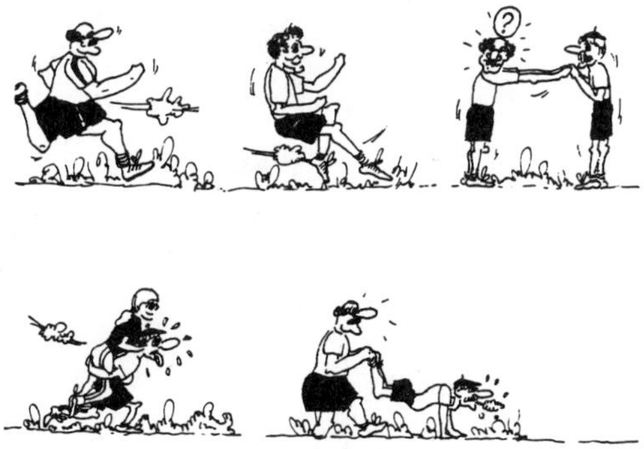	20 min.
Juegos Por grupos de trabajo diferenciados: • Potencia. • Bolos. • Juego de agruparse según el número cantado. • Balón prisionero.	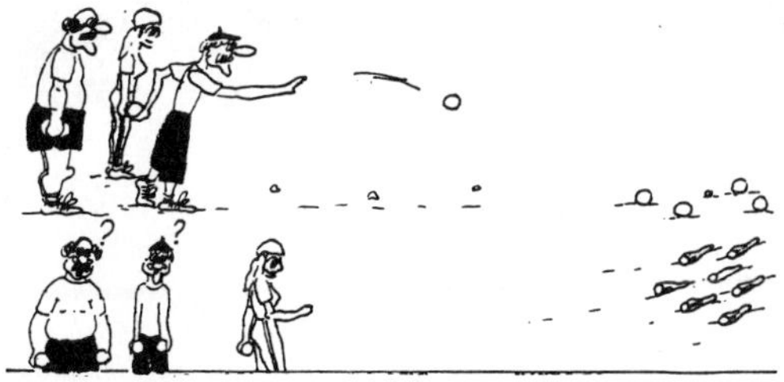	13 min.
Vuelta a la calma Explicación del profesor. Soltura muscular.	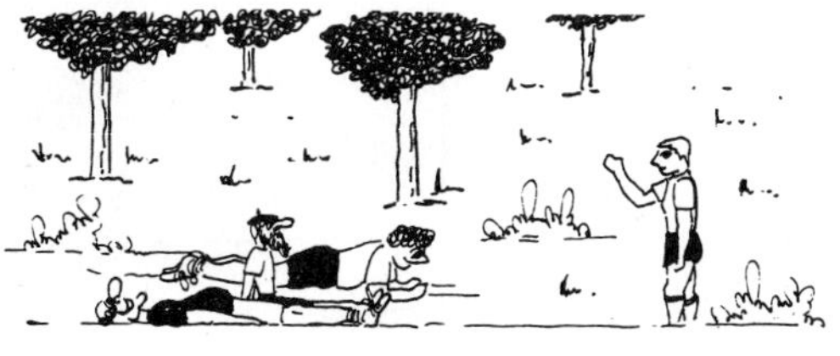	8 min.

Tema: Circuito.
Objetivo: Acondicionamiento físico general.
Material: Elementos del gimnasio.

ACTIVIDAD	ORGANIZACION Y EXPLICACION GRAFICA	TIEMPO
Calentamiento • Elementos auxiliares. • Estiramiento.	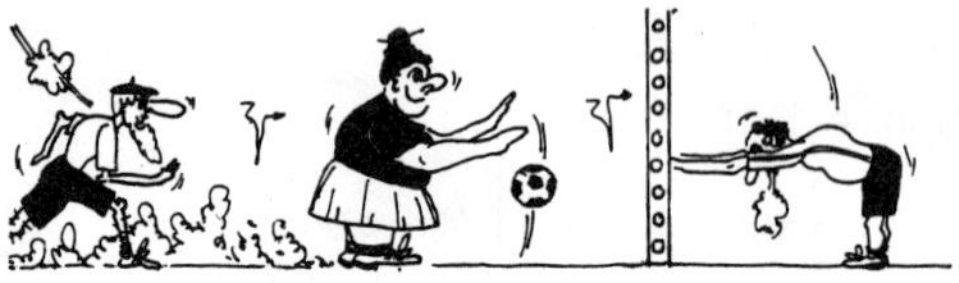	12 min.
Circuito • Acondicionamiento físico general. • Descanso entre estación y estación, 45 seg.	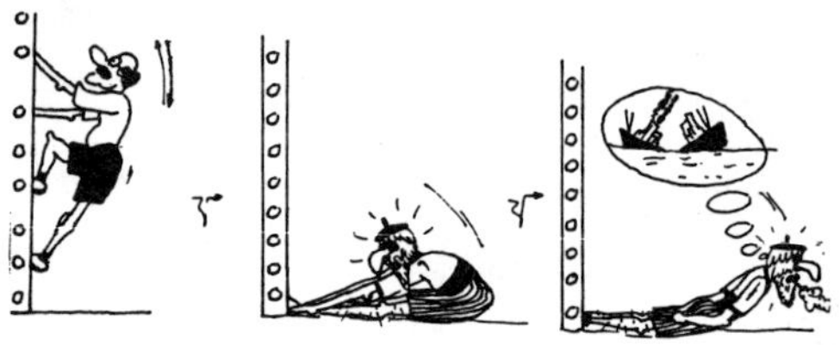 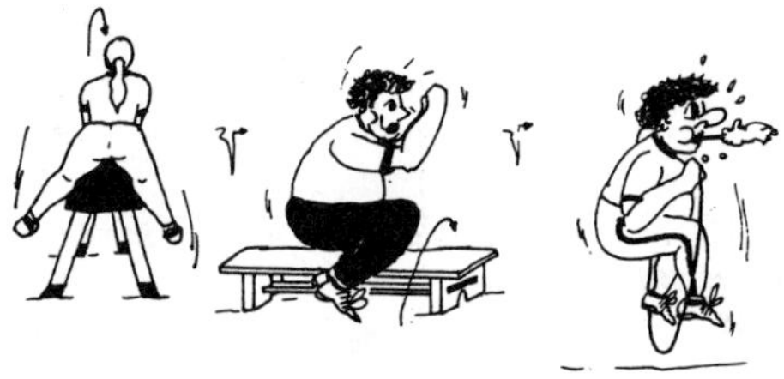 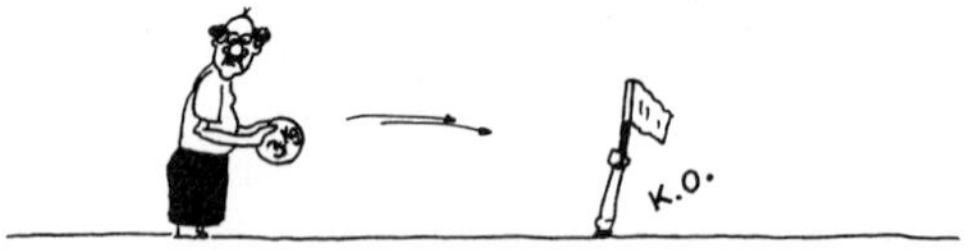	25 min.
Relajación Programa de información teórica.	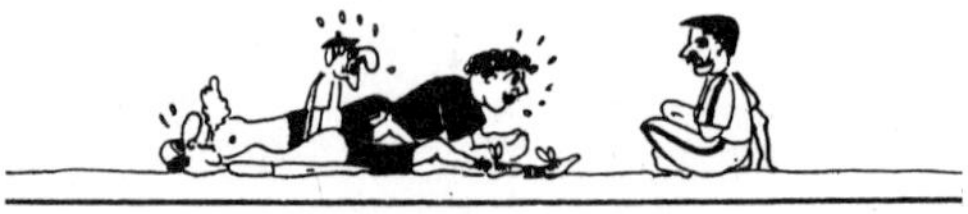	17 min.

Tema: Carrera.
Objetivo: Acondicionamiento y resistencia.
Material: Ninguno.

ACTIVIDAD	ORGANIZACION Y EXPLICACION GRAFICA	TIEMPO
Calentamiento ● General.	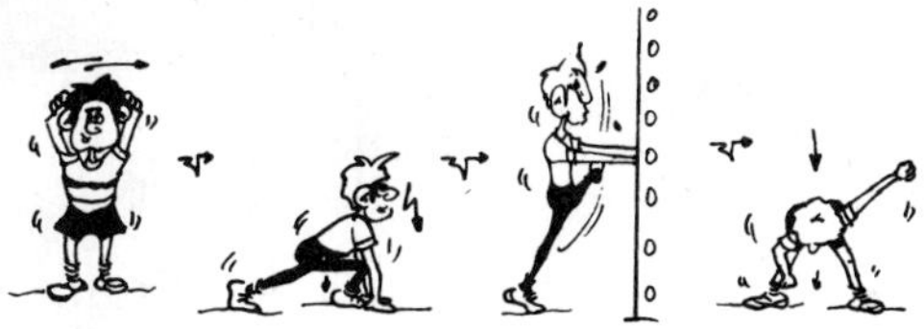	15 min.
Footing ● Ritmo suave. ● En grupo.	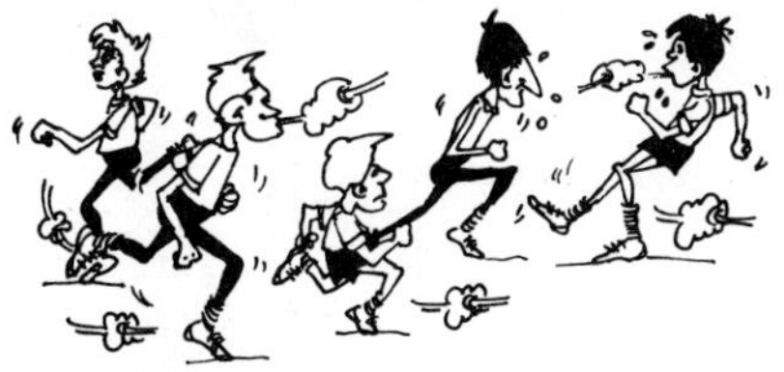	25 min.
Ejercicios de estiramiento	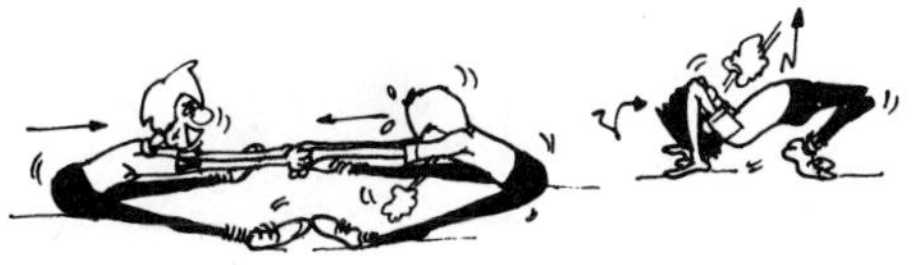	8 min.
Explicación técnica de la carrera por el profesor.	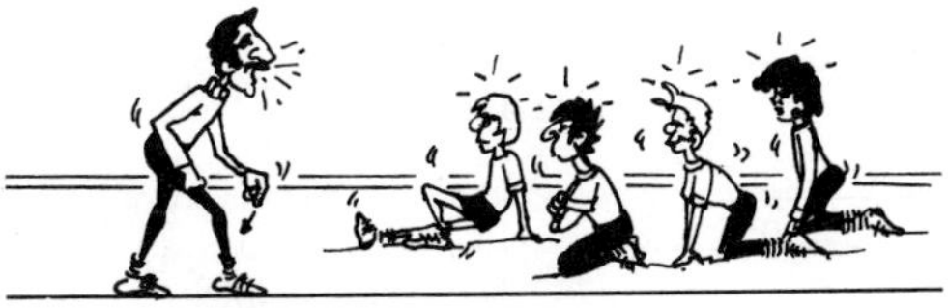	10 min.

Tema: Aire libre.
Objetivo: Resistencia orgánica.
Material: Parque o bosque.

ACTIVIDAD	ORGANIZACION Y EXPLICACION GRAFICA	TIEMPO
Salida al campo • Cross-paseo.	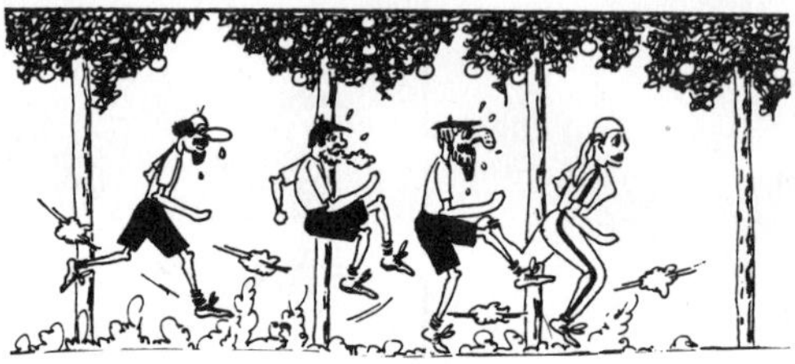 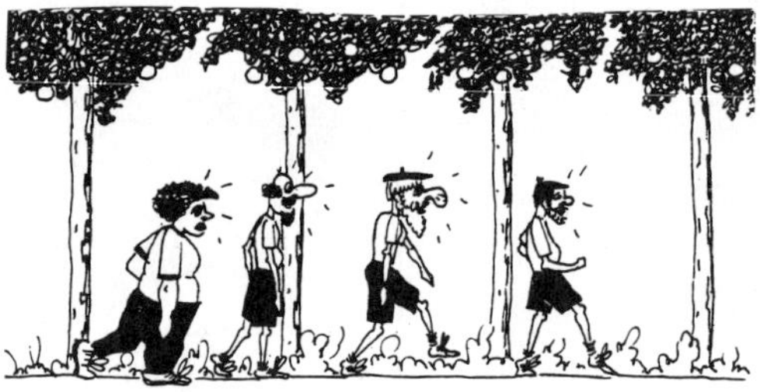	30 min.
Juegos	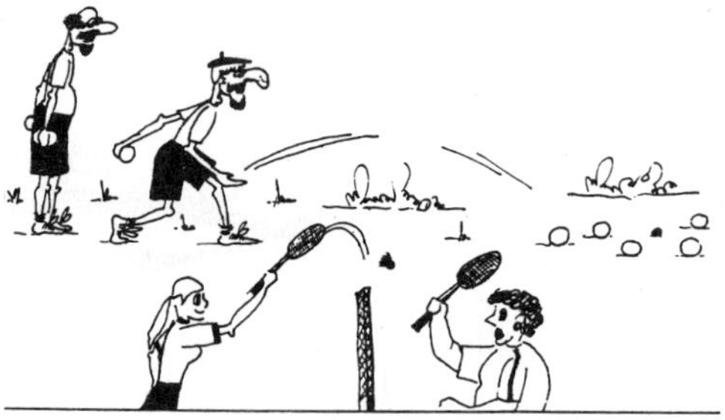	15 min.
Vuelta a la calma Soltura muscular.	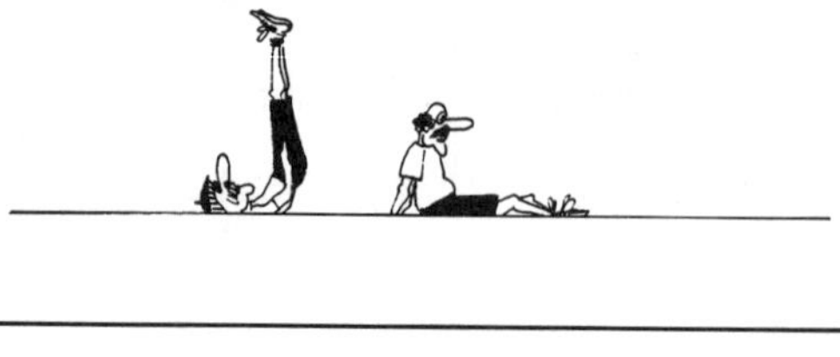	15 min.

Tema: Revisión de los tests.
Objetivo: Evaluación.
Material: Elementos del gimnasio.

ACTIVIDAD	ORGANIZACION Y EXPLICACION GRAFICA	TIEMPO
Pruebas físicas		
• Test de Ruffier Dickson.	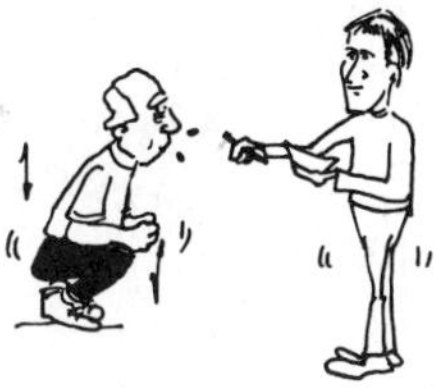	
• Lanzamiento de balón medicinal.	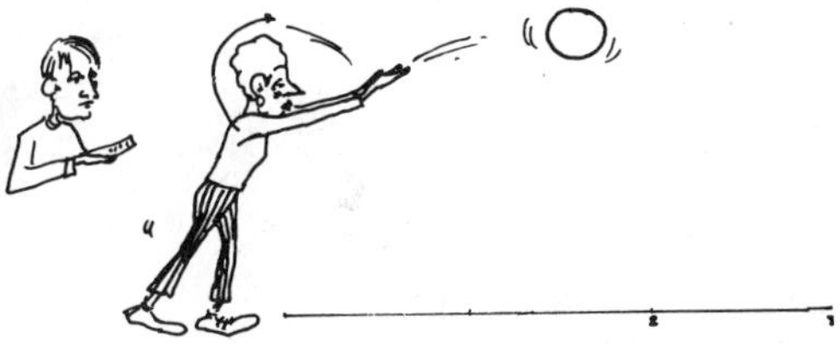	
• Abdominales.	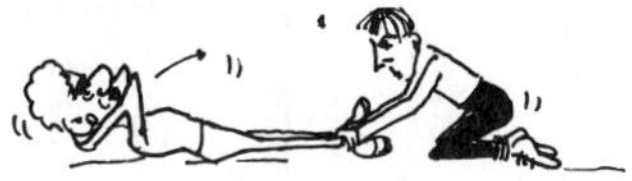	
• Saltos con los pies juntos.	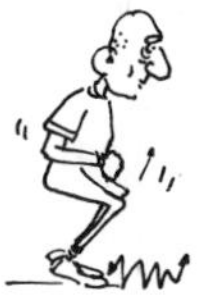	
• Revisión médica.	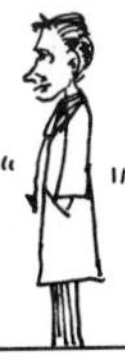	

Tema: Natación.
Objetivo: Deslizamientos y recreación.
Material: Tablas.

ACTIVIDAD	ORGANIZACION Y EXPLICACION GRAFICA	TIEMPO
Calentamiento • General fuera de la pileta. • Ducha.	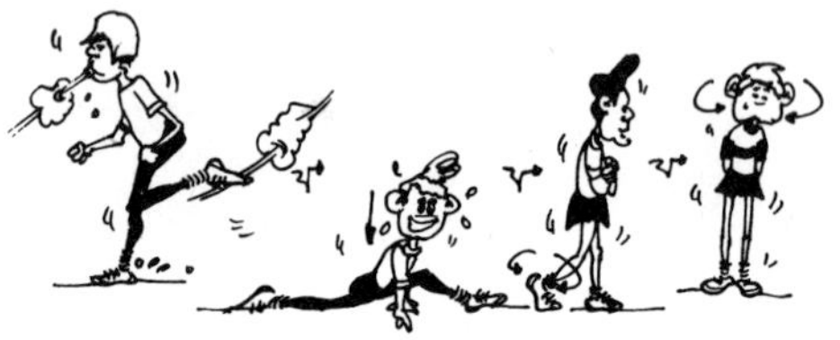	14 min.
Deslizamientos • Respiración. • Ejercicios de transporte por parejas. • Deslizamiento con tablas y propulsión. • Deslizamiento ventral y dorsal. • Deslizamiento empujándose con los pies desde el borde.	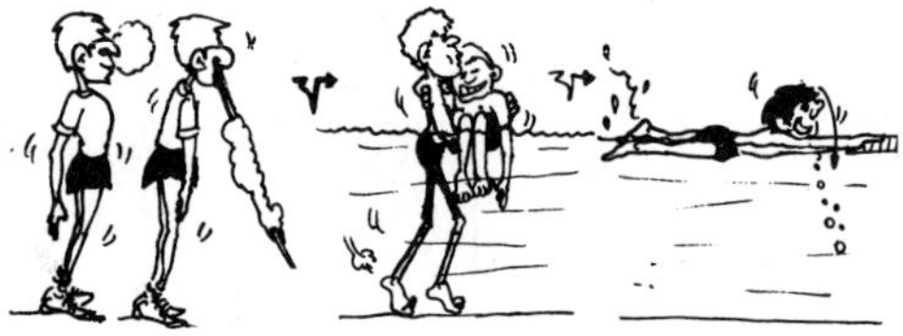 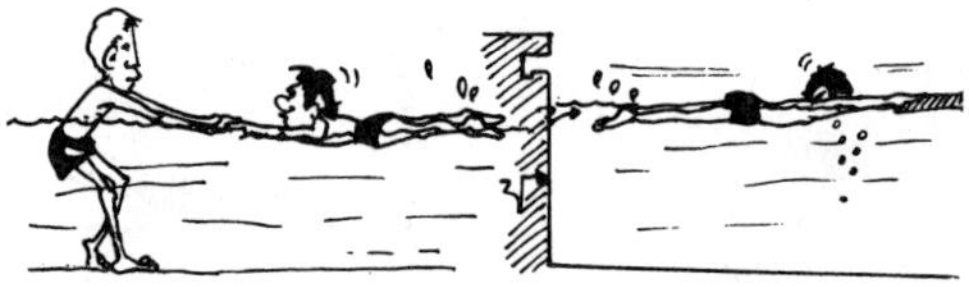	30 min.
Juego • El cazacabezas.	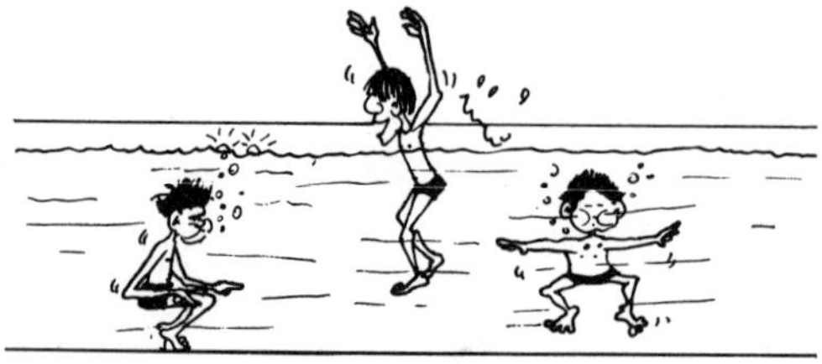	10 min.

Tema: Juegos y deportes.
Objetivo: Iniciación deportiva y recreativa.
Material: Balones, juegos.

ACTIVIDAD	ORGANIZACION Y EXPLICACION GRAFICA	TIEMPO
Calentamiento ● Libre. ● Estiramiento. ● Juegos.	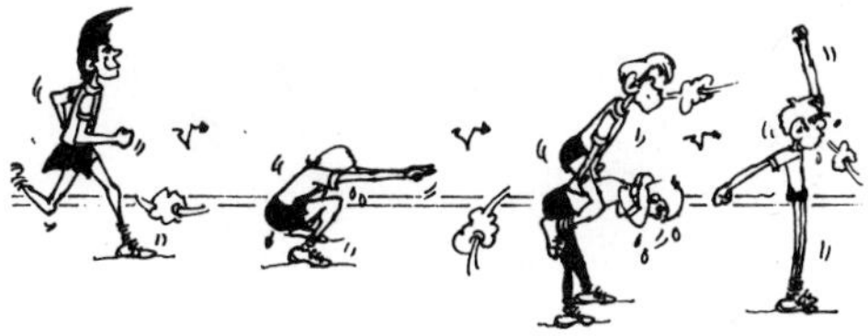	10 min.
Juegos por parejas ● De carrera. ● De persecución. ● De lucha. ● De animación.	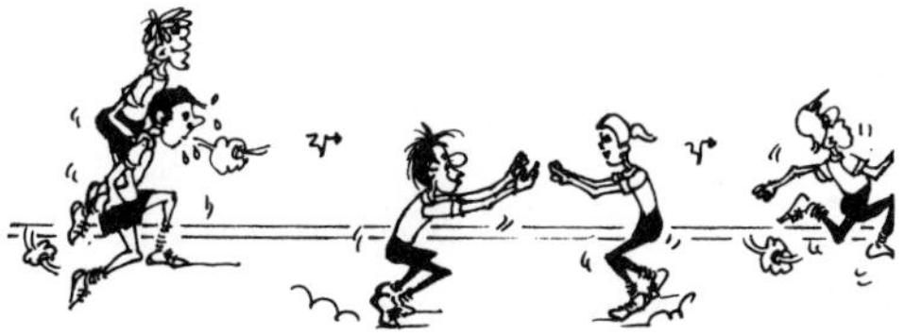	25 min.
Deportes ● Badminton. ● Baloncesto. ● Petanca.	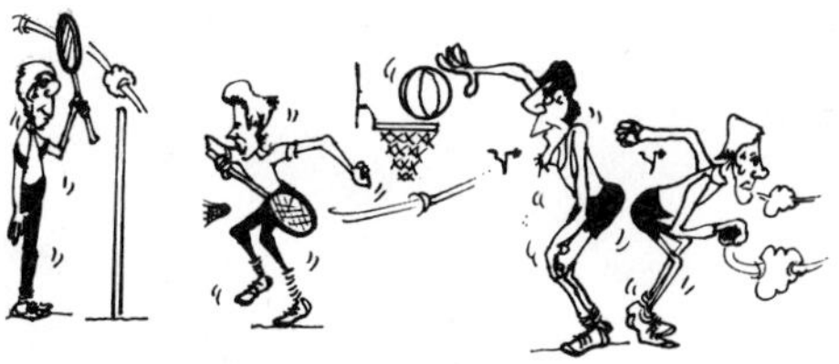	
Vuelta a la calma	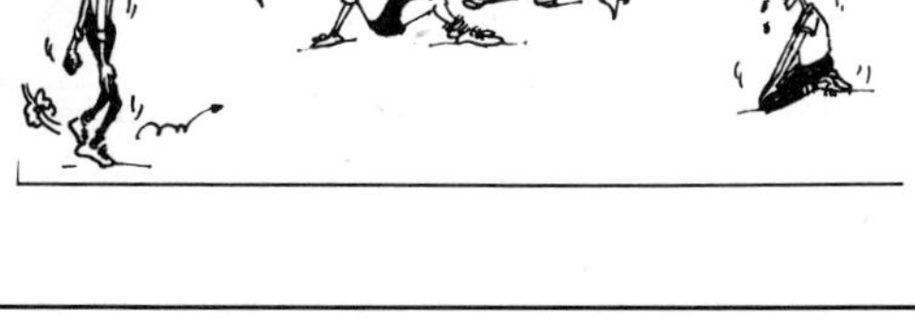	14 min.

Tema: Deportes.
Objetivo: Iniciación deportiva.
Material: Instalación deportiva.

ACTIVIDAD	ORGANIZACION Y EXPLICACION GRAFICA	TIEMPO
Calentamiento ● Libre.	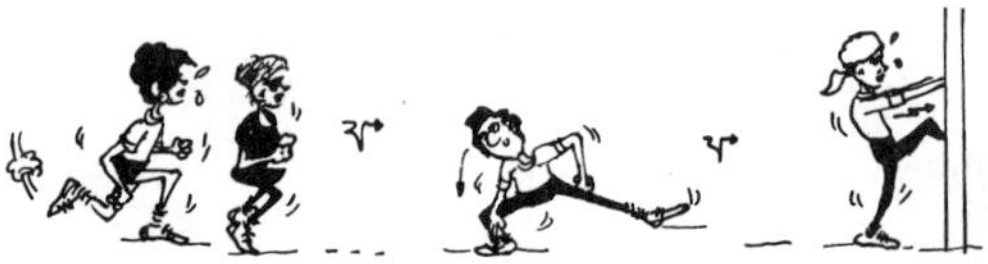	10 min.
Deportes Por grupos: ● Baloncesto. ● Badminton. ● Fútbol. ● Actividad libre.	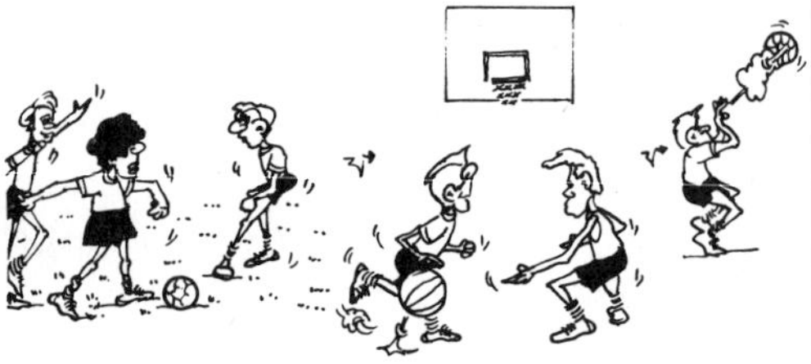	30 min.
● Partidos.	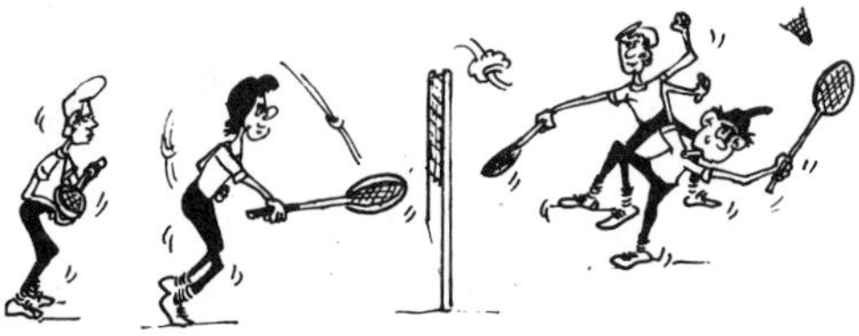	
Vuelta a la calma	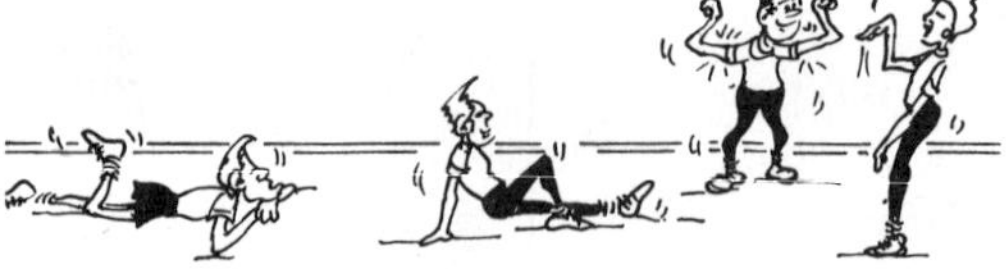	13 min.

PROGRAMA DEPORTIVO PARA LA FAMILIA

Como hemos visto en páginas anteriores, la necesidad de realizar alguna práctica deportiva es cada vez más perentoria. Esta necesidad, si no se satisface, puede crear un estado de ansiedad que produzca serias perturbaciones.

A menudo, tenemos interés por realizar deporte, y, ya sea por la distancia a que se encuentra la instalación, por la falta de tiempo u otro tipo de razones, nos resulta imposible cumplir con el anhelo deportivo.

El deporte en familia puede ayudarnos a resolver estos problemas y otros muchos, producto de una sociedad de consumo que ha olvidado la comunicación, el diálogo y la alegría de vivir. Llamamos *deporte en familia* a la actividad deportiva realizada en pequeños grupos, sin normas ni formalidades disciplinarias, cuyo objetivo es realizar una serie de ejercicios, habilidades o juegos que nos diviertan, nos eduquen y nos hagan más felices.

Todos sabemos que la práctica deportiva es una de las formas de conducta natural del hombre. La adquisición de estos hábitos en el niño tiene que favorecerse por parte de la escuela, y sobre todo de la familia, verdadera escuela de la vida. Siendo más explícitos, podríamos resumir las características de este programa diciendo:

1. Mayor seguridad en el grupo al ser los miembros conocidos; con ello se evitan los problemas de timidez y vergüenza.
2. Ausencia de normas y reglas, lo que posibilita mayor participación y acciones espontáneas.
3. Facilita la comunicación entre los miembros de la familia, su conocimiento y cohesión.
4. Crea un ambiente deportivo, alegre y saludable.
5. Ofrece posibilidades de mejora en aquellos aspectos de la personalidad donde la práctica deportiva incide.
6. Ayuda a la unión familiar al compartir intereses y vivencias.

Cuándo se puede hacer

—Los fines de semana.
—En vacaciones, fiestas, etc.
—En el tiempo de ocio de la familia.

Dónde se puede hacer

—En casa, en el parque, en la piscina, y, sobre todo, en instalaciones al aire libre.

Ejemplo de programa trimestral

—Doce semanas.
—Doce sábados por la tarde.
—Dos días de fiesta.
—Un día libre elegido por todos.
—Total días de práctica: quince.

Calendario

Primer día Juegos. Actividad física general. Relajación. Ducha.	*Segundo día* Calentamiento. Footing.	*Tercer día* Cross-paseo. Flexibilidad.	*Cuarto día* Flexibilidad. Circuito de actividad física general.
Quinto día Excursión en bicicleta.	*Sexto día* Piscina.	*Séptimo día* Juegos. Fortalecimiento.	*Octavo día* Flexibilidad. Footing.
Noveno día Excursión. Aire libre.	*Décimo día* Circuito. Relajación.	*Undécimo día* Cross de orientación.	*Duodécimo día* Piscina.
Decimotercer día Flexibilidad. Petanca, bolos.	*Decimocuarto día* Juegos. Fortalecimiento.	*Decimoquinto día* Excursión. Circuito.	

Programa deportivo para la familia
Ejemplo de sesión 1.ª.
Actividad principal: Excursión en bicicleta.

ACTIVIDAD	ORGANIZACION Y EXPLICACION GRAFICA	TIEMPO
• Excursión en bicicleta al campo más próximo.	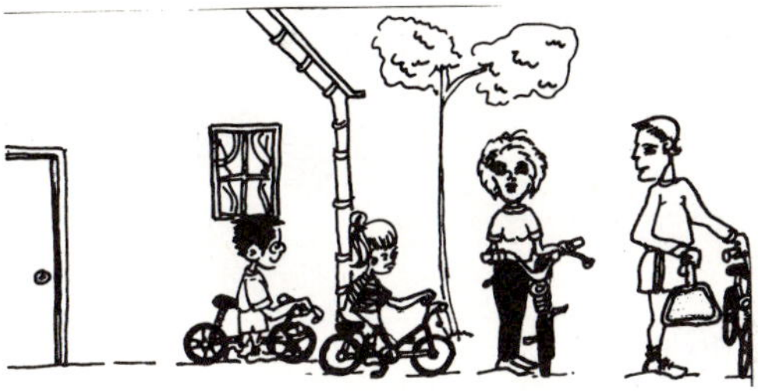	30 min.
• Parada para comer y jugar.	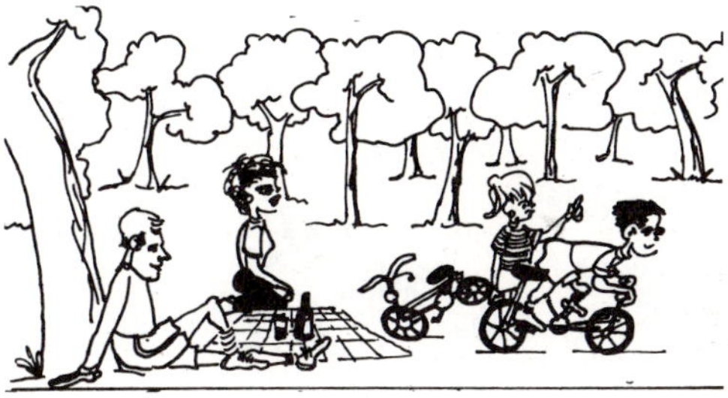	120 min.
• Vuelta a casa en bicicleta.	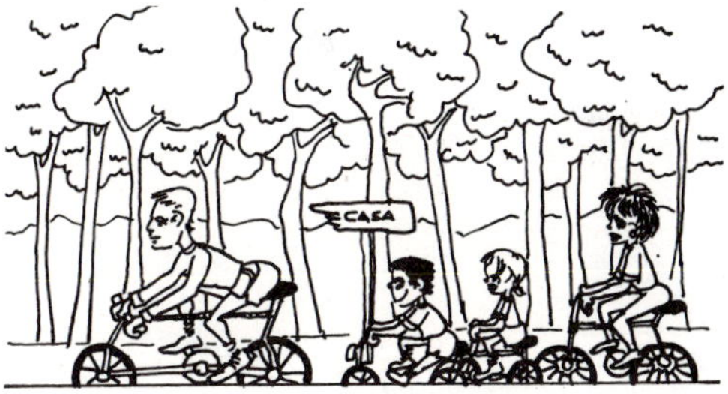	40 min.

Programa deportivo para la familia
Ejemplo de sesión 2.ª.
Actividad principal: Circuito de acondicionamiento físico en casa.

ACTIVIDAD	ORGANIZACION Y EXPLICACION GRAFICA	TIEMPO
Calentamiento ● Flexibilidad con elementos de casa.	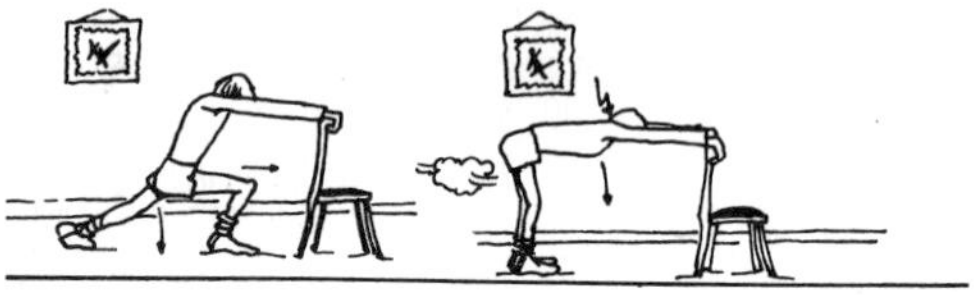	15 min.
Circuito Utilizando los elementos de la habitación: 1. Doce abdominales. 2. Doce lumbares.	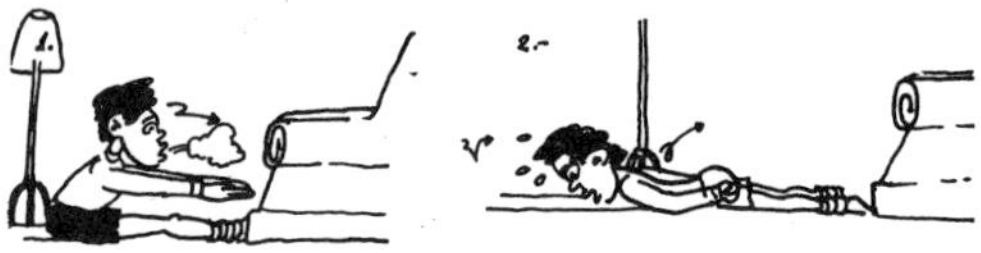	
3. Diez saltos laterales en el taburete. 4. Siete volteretas hacia adelante en la alfombra. 5. Subir y bajar rápidamente en el taburete doce veces.	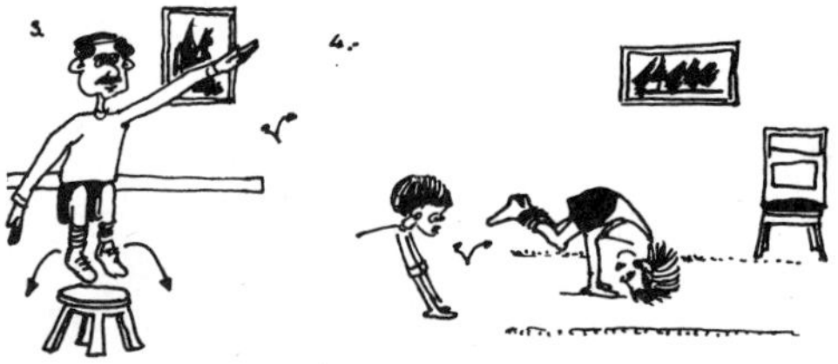	20 min.
6. Saltos a la comba, quince veces. Circuito, cinco minutos de descanso y circuito.	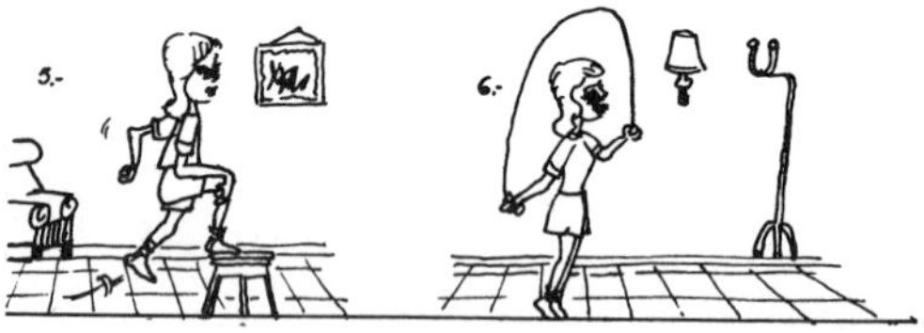	
Relajación ● Soltura muscular.	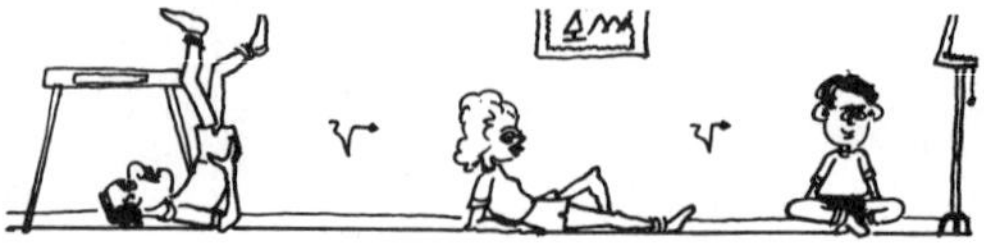	15 min.

Programa deportivo para la familia
Ejemplo de sesión 3.ª.
Actividad principal: Natación.

ACTIVIDAD	ORGANIZACION Y EXPLICACION GRAFICA	TIEMPO
Calentamiento ● Juegos de balón en el agua. ● Juego de tula. ● Waterpolo.	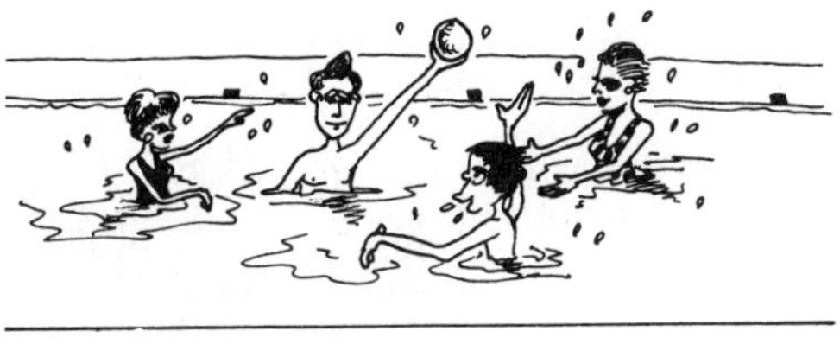	15 min.
Inmersiones ● Pasamos por las piernas de papá. ● Por parejas nos miramos dentro del agua. ● Intentamos coger una moneda. ● Etc.	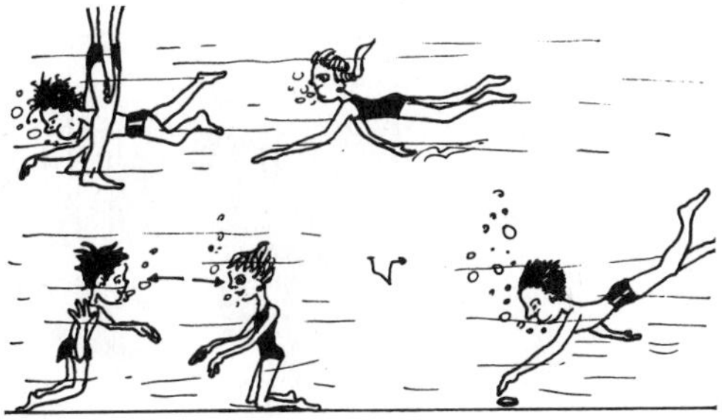	15 min.
Transportes y desplazamientos ● Los padres a los hijos. ● Remolcamos por los brazos. ● Carreras empujándose desde el bordillo. ● ¿Quién llega antes?	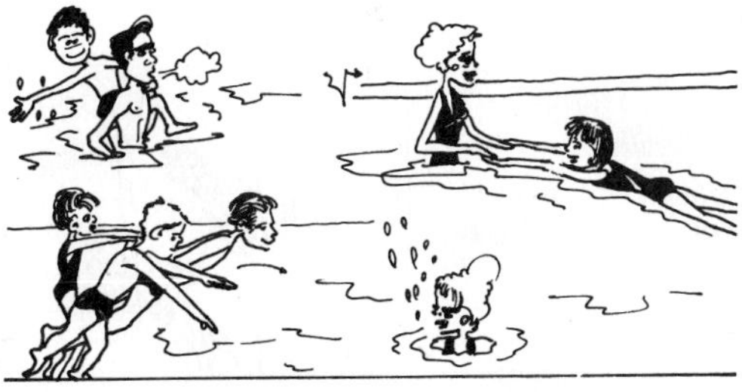	20 min.

Programa deportivo para la familia
Ejemplo de sesión 4.ª.
Actividad principal: Footing en el parque.

ACTIVIDAD	ORGANIZACION Y EXPLICACION GRAFICA	TIEMPO
Calentamiento • Footing por el parque, todos al mismo ritmo de carrera.	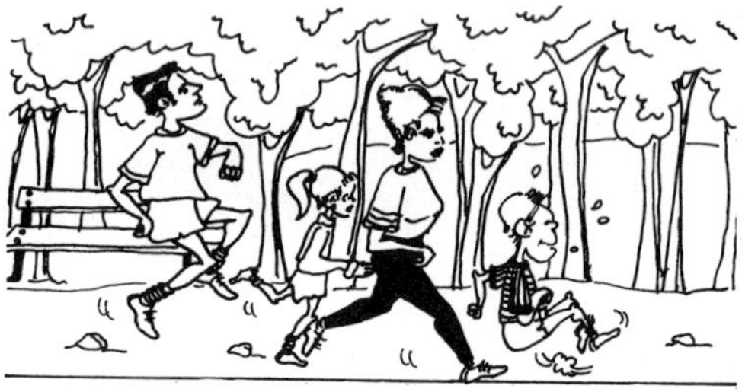	35 min.
• Ejercicios de estiramiento.	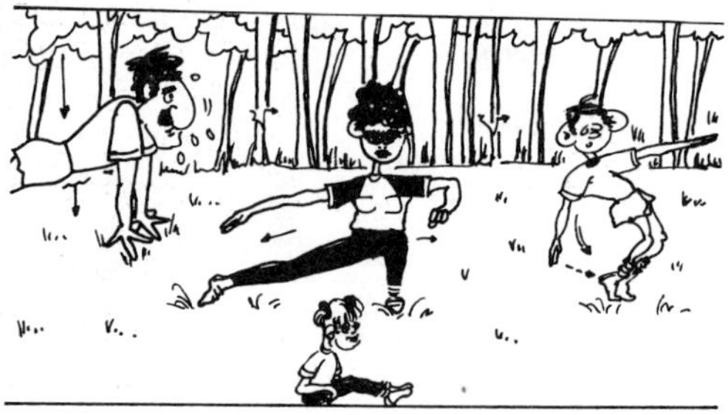	20 min.
• Vuelta paseando a casa o hasta la parada del autobús.	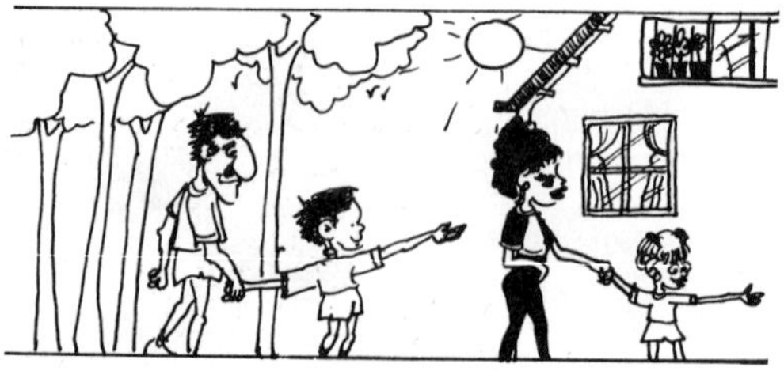	20 min.

Programa deportivo para la familia
Ejemplo de sesión 5.ª.
Actividad principal: Fortalecimiento general en casa.

ACTIVIDAD	ORGANIZACION Y EXPLICACION GRAFICA	TIEMPO
Calentamiento Juegos: ● «Al cocherito leré.» ● Por parejas, pisarse los pies y no dejarse. ● Transportes.	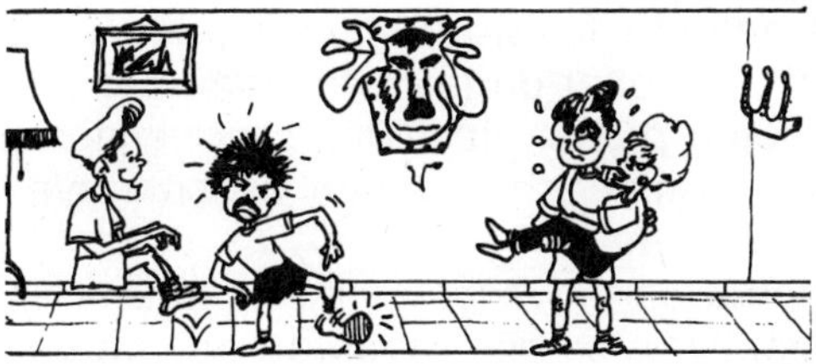	15 min.
Fortalecimiento En general, por parejas: ● Saltos, transportes, flexiones, etc.	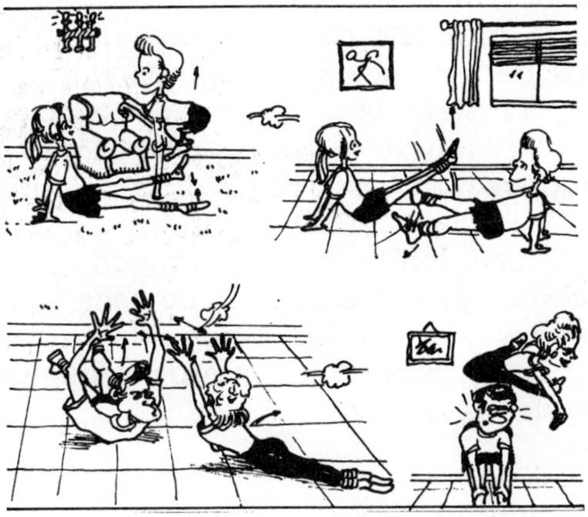	25 min.
Relajación ● Ejercicios de soltura muscular.	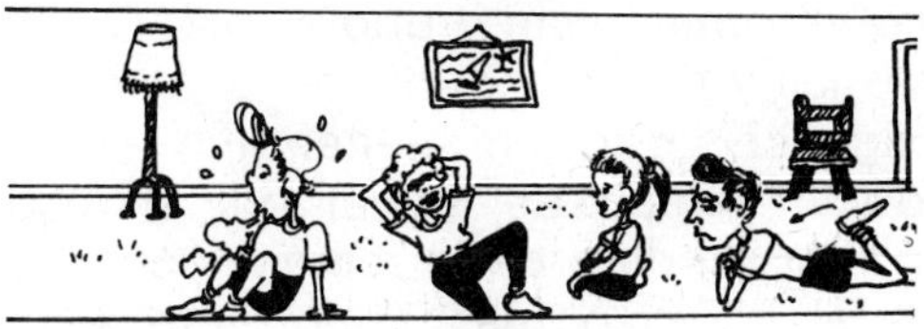	15 min.

PROGRAMA PARA LA TERCERA EDAD (JUBILADOS)

El envejecimiento biológico es un proceso que comienza cuando hemos llegado a la culminación de nuestras capacidades físicas. Disminuye el rendimiento y aparece una pérdida de adaptación y reorientación de los órganos.

En el aparato locomotor se producen alteraciones degenerativas. La capacidad funcional de las articulaciones sufre un gran deterioro.

El músculo pierde elasticidad, minerales y agua.

El sistema nervioso se altera y disminuye la facultad de coordinación y de concentración.

El sistema cardiovascular no escapa a este proceso, y una gran cantidad de capilares se obstruyen, lo que va en detrimento del aporte de oxígeno a los tejidos y de las condiciones metabólicas. La elasticidad de la cavidad torácica se reduce de manera que la capacidad respiratoria sufre una notable disminución.

Por si fuera poco, a esta edad se experimenta una serie de desajustes psicológicos, producto de una sociedad que margina, desatiende y olvida con relativa frecuencia a sus ancianos, que ya no producen. La soledad, el abandono, la tristeza, la falta quizá del compañero desaparecido, producen un desasosiego, a veces, difícil de vencer.

Un programa deportivo puede llegar a transformarse en la solución a los problemas que planteamos. El gimnasio puede convertirse en el casino. El grupo de trabajo, en la peña de amigos desaparecida. La salida al campo puede recordar aquella excursión de hace tantos años. Y el descubrimiento de habilidades que parecían escondidas y que nos demuestran que somos útiles para más cosas de las que pensábamos, puede devolvernos, por lo menos, la alegría de vivir.

Objetivos del programa

En palabras del profesor Alejandro Aguado, «los objetivos deben inspirarse en un conocimiento tanto fisiológico como psicológico de las personas que forman este grupo social. De la necesidad de movimiento de estas personas y de sus condiciones sociales».

Las exigencias físicas no tienen que ser preocupación de este programa. Ha pasado el tiempo de luchar por el récord, y la actividad tiene que caminar por el sendero de la recreación.

Quizás el objetivo más importante sea conseguir que el grupo de jubilados se interese por la actividad deportiva y acuda a las prácticas con verdadero entusiasmo.

Otros objetivos que debemos de tener presentes en nuestro programa son:

— Entender la actividad como una labor *preventiva*.
— Programar ejercicios que mantengan las funciones respiratoria, circulatoria y articular.
— Explicar y demostrar a los alumnos que el ejercicio físico puede ser *utilitario*.
— Verificar las adquisiciones funcionales con periódicas *revisiones médicas*. El papel del médico es fundamental en la preparación y ejecución del trabajo deportivo.
— Evitar ejercicios bruscos, saltos, desplazamientos largos y fatigosos.
— Favorecer la *comunicación* en el grupo de trabajo.
— Ocupar el tiempo libre con la *diversión deportiva*.
— Orientarse a objetivos terapéuticos supervisados por el médico, para aquellas personas que lo requieran.
— Ayudarles a envejecer de una manera distinta de la habitual.

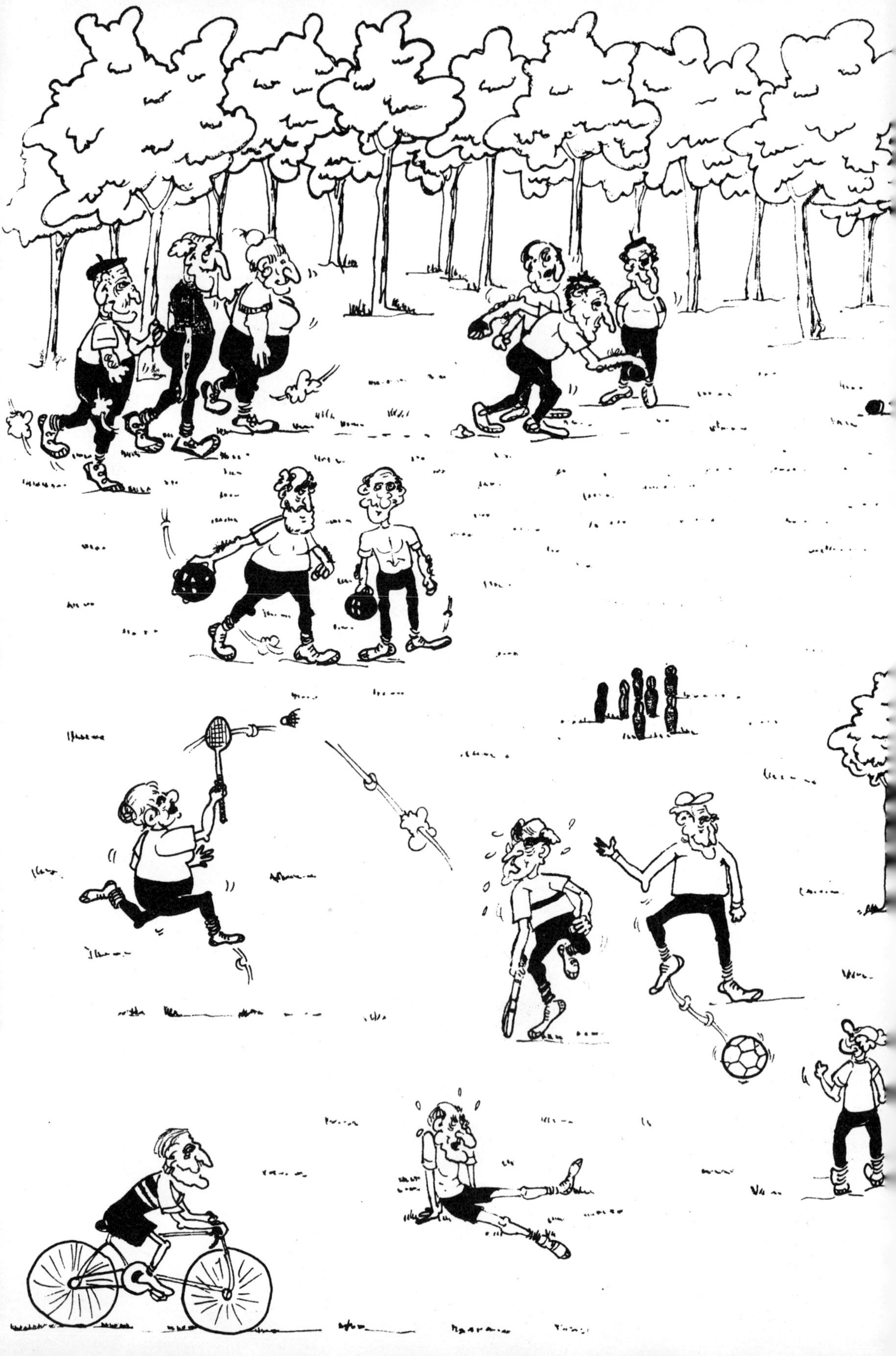

Programa para la tercera edad
Ejemplo de sesión
Objetivo: Equilibrio.

ACTIVIDAD	ORGANIZACION Y EXPLICACION GRAFICA	TIEMPO
Calentamiento ● General dirigido. ● Movilidad articular.	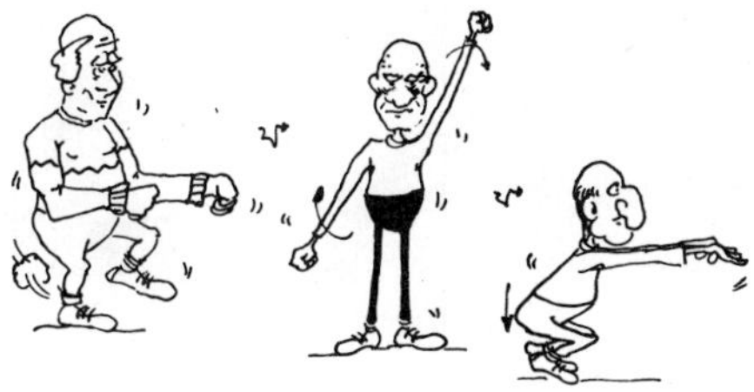	14 min.
Equilibrio En banco sueco: ● Pasar andando. ● Lateralmente. ● De espaldas. ● Brazos en cruz. ● Balón en manos. ● Peso en cabeza. ● Ojos cerrados. ● Pata coja. ● Etc. ● Banco invertido.	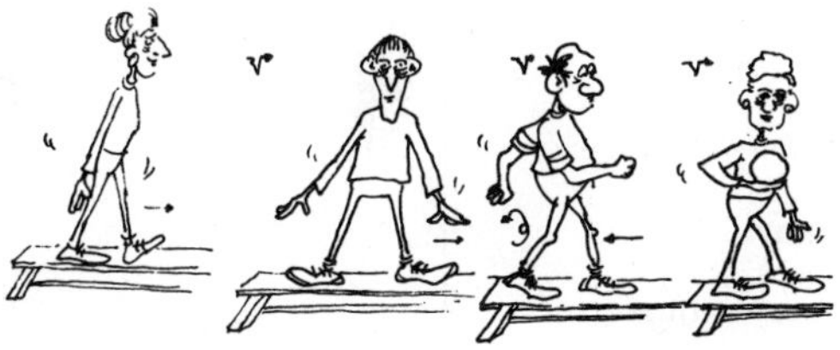 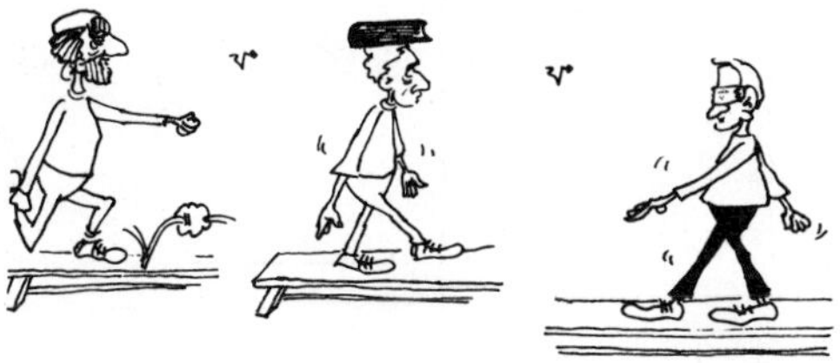	20 min.
Soltura muscular y revisión médica	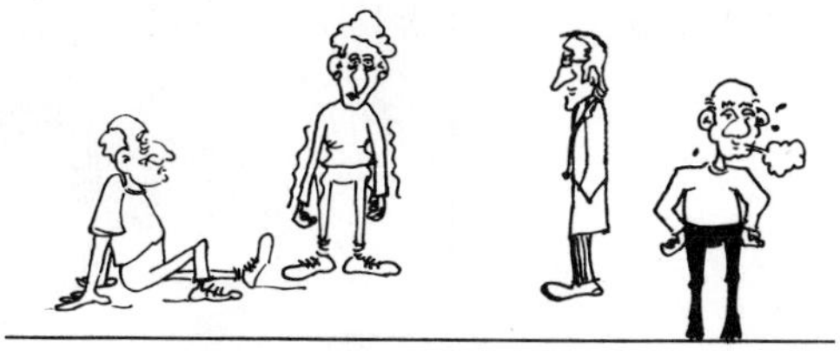	20 min.

Programa para la tercera edad
Ejemplo de sesión
Objetivo: Mantenimiento físico (circuito).

ACTIVIDAD	ORGANIZACION Y EXPLICACION GRAFICA	TIEMPO
Calentamiento ● General.	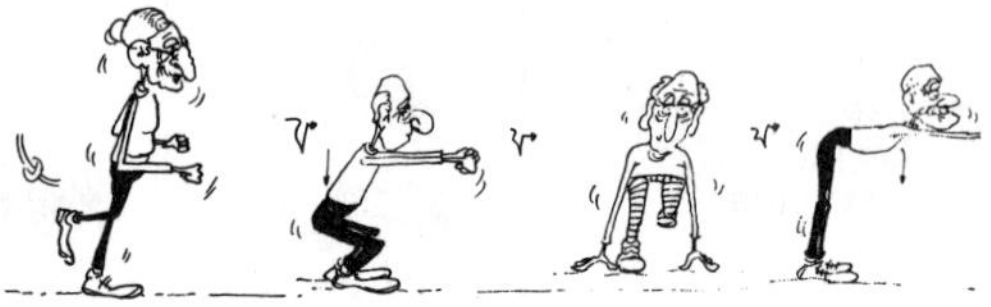	10 min.
Circuito 1. Bicicleta. 2. Flexiones. 3. Desplazamientos laterales. 4. Subir y bajar el banco sueco. 5. Lanzamiento a canasta. 6. Trote suave.	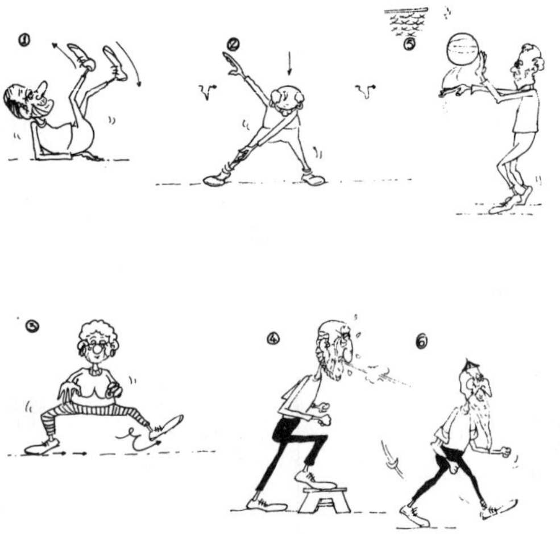	25 min.
Relajación	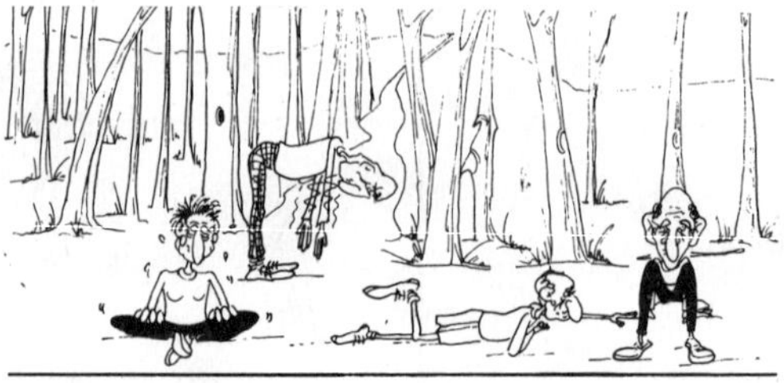	12 min.

Programa para la tercera edad
Ejemplo de sesión
Objetivo: Coordinación general. Deportes.

ACTIVIDAD	ORGANIZACION Y EXPLICACION GRAFICA	TIEMPO
Calentamiento ● Estiramiento. ● Juegos.	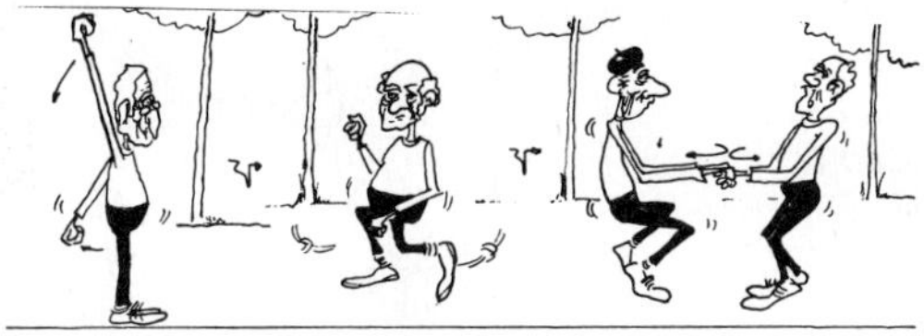	10 min.
Coordinación con aros ● Ejercicios individuales y por parejas.	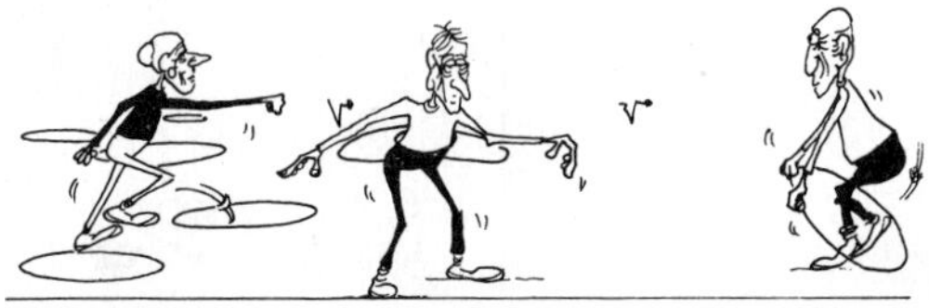	20 min.
Deportes ● Baloncesto. ● Tenis. ● Badminton. ● Petanca. ● Bolos. ● Etc.	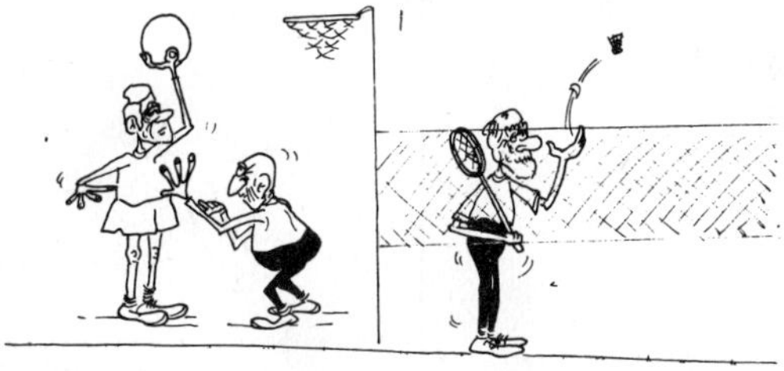	20 min.
Relajación ● Vuelta a la calma. ● Soltura muscular.	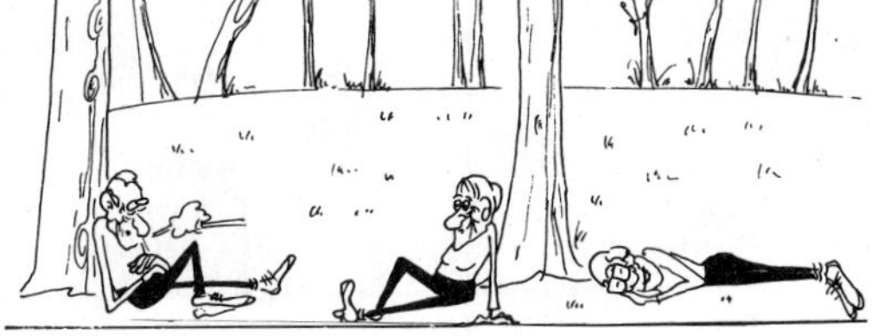	

Programa para la tercera edad
Ejemplo de sesión
Objetivo: Coordinación general.

ACTIVIDAD	ORGANIZACION Y EXPLICACION GRAFICA	TIEMPO
Calentamiento ● Movilidad articular. ● Juegos.	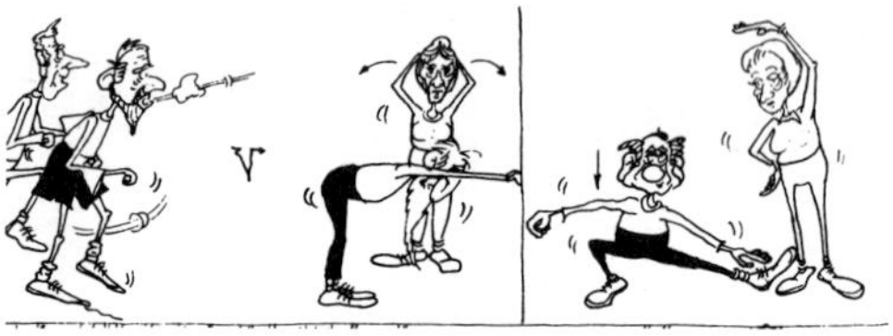	9 min.
Coordinación con balones ● Por parejas. ● Individualmente.	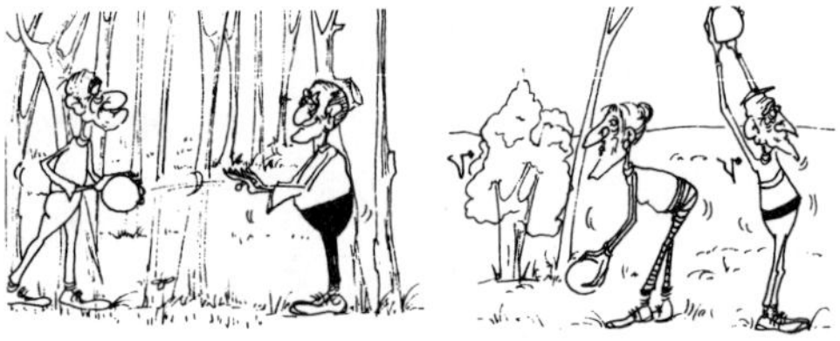 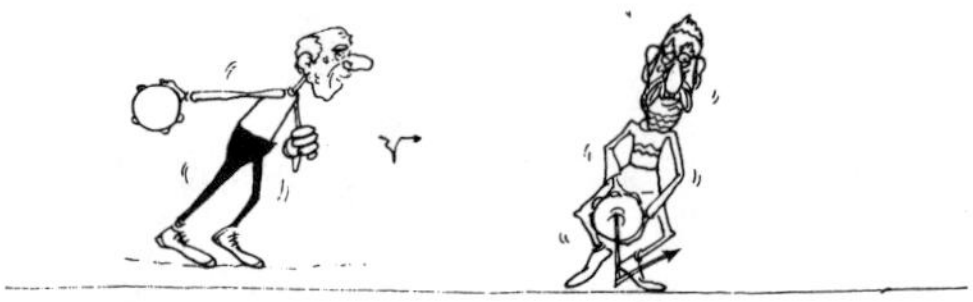	20 min.
Deportes ● Baloncesto. ● Juegos por libre.	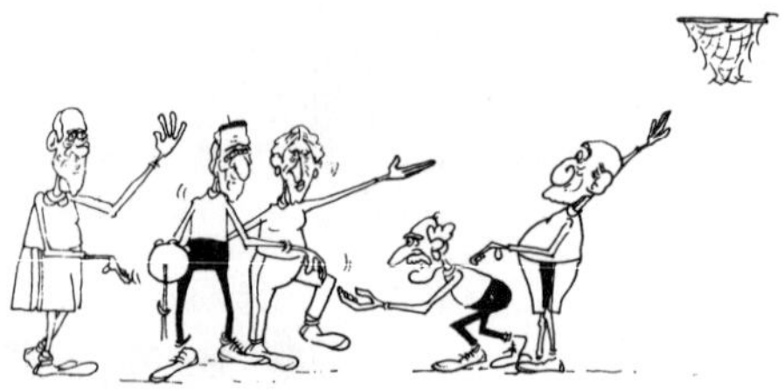	18 min.

Programa para la tercera edad
Ejemplo de sesión
Objetivo: Movilidad articular. Recreación.

ACTIVIDAD	ORGANIZACION Y EXPLICACION GRAFICA	TIEMPO
Calentamiento ● Paseos. ● Pequeñas carreras. ● Ejercicios de estiramiento.	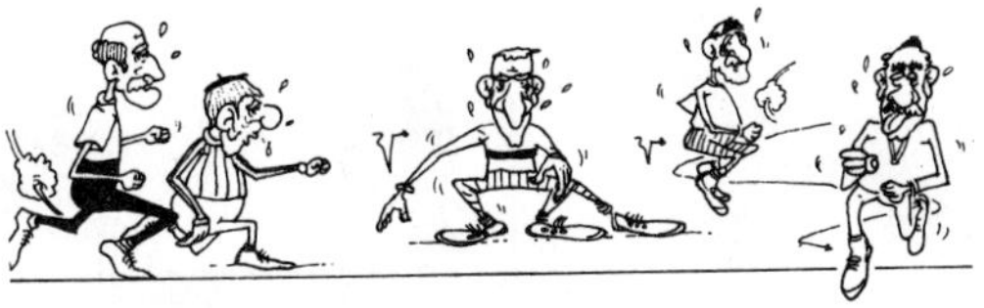	9 min.
Flexibilidad y movilidad articular	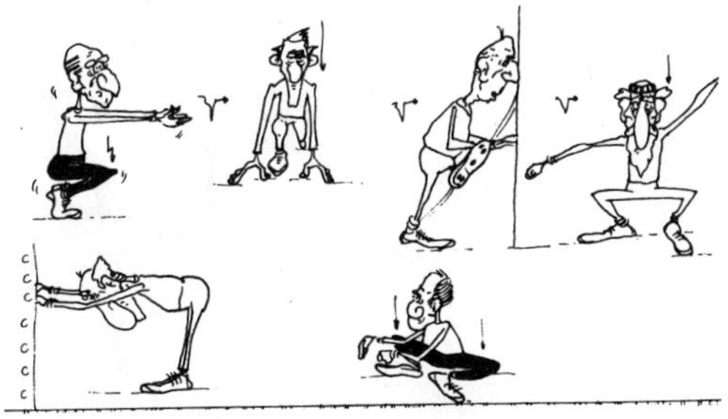	14 min.
Juegos ● Petanca y bolos.	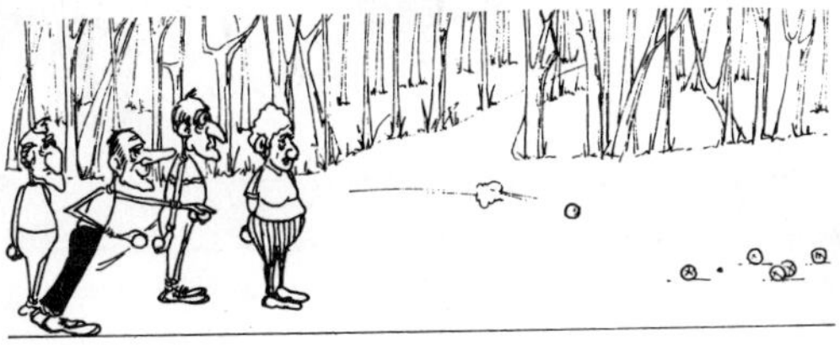 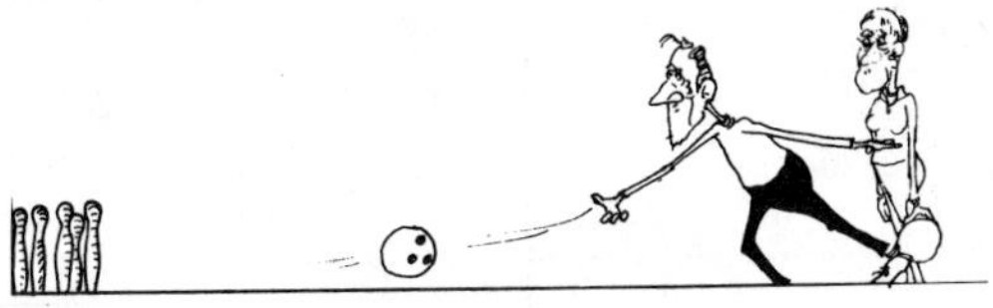	25 min.

Programa para la tercera edad
Ejemplo de sesión
Objetivo: Mantenimiento y recreación.

ACTIVIDAD	ORGANIZACION Y EXPLICACION GRAFICA	TIEMPO
Calentamiento • Flexibilidad. • Acondicionamiento físico general.	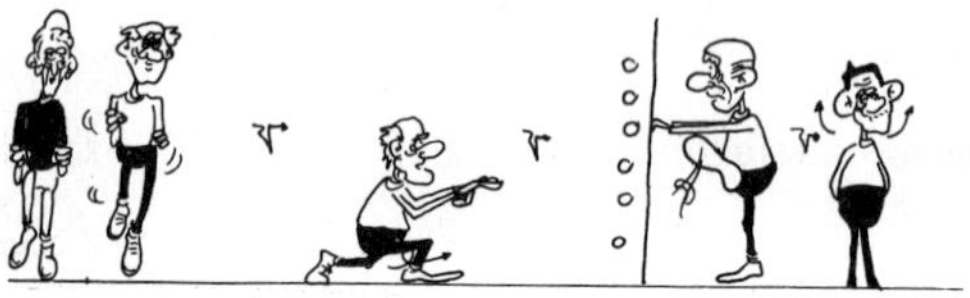 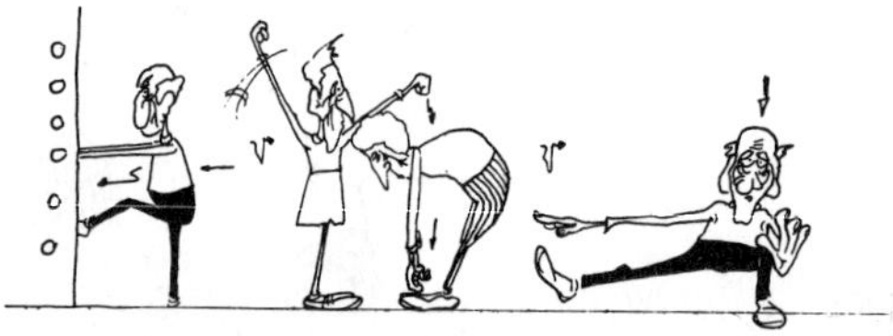	15 min.
Cross-paseo	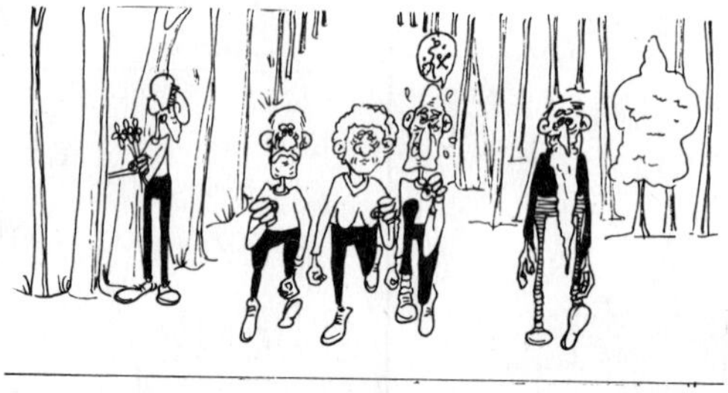	20 min.
Juegos • Badminton. • Tenis. • Pelota. • Etc.	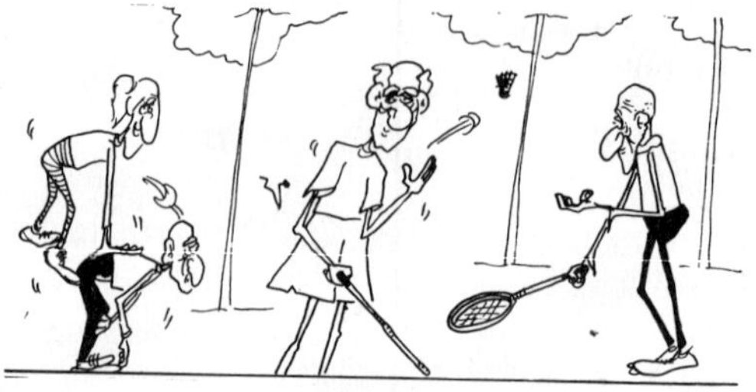	20 min.

PROGRAMA DE GIMNASIA LABORAL

Se ha definido la gimnasia laboral como aquella parte de la Educación Física que estudia el tratamiento físico deportivo necesario para aquellas personas que, por sus especiales características, necesitan una respuesta particular de los métodos generales de la Educación Física.

De todos son conocidos los perjuicios que el trabajo moderno y la sociedad de consumo producen en los individuos, convirtiéndolos en viejos precoces, inestables y desequilibrados. El trabajo y la salud se contradicen si pensamos en el ambiente que respiran de continuo el oficinista, el minero o el obrero de la fábrica; las posturas durante horas y horas sentados delante de la mesa, el trabajo en cadena, el gesto laboral repetido.

Los profesionales de la Educación Física han comentado al respecto: «Haga usted deporte con el fin de contrarrestar su sedentarismo laboral, compense sus deficiencias funcionales provocadas por el tipo de trabajo que realiza, que anula muchas veces sus facultades físicas y disminuye sus reflejos, su coordinación psicomotriz, su relajación, etc.».

En otros sectores laborales, el esfuerzo físico se está reservando a la máquina. El hombre, en un papel superior, controla el esfuerzo de aquélla, pero entra en un nuevo cansancio, cual es el esfuerzo del control de producción. El cansancio psíquico supera el físico, trayendo consigo el hastío, el pesimismo, el insomnio y un nuevo tipo de enfermedad que no se ve en el aparato de rayos X ni se detecta en el comprobador de tensiones.

Los médicos se ven superados por este nuevo mal, y no encuentran una medicina que recupere al individuo y le devuelva la alegría de vivir.

Nosotros podemos afirmar que no es posible un rendimiento laboral idóneo si no se establece un programa de educación física que, partiendo del mismo trabajador, nos lleve a conseguir:

1. Un convencimiento de que la Educación Física puede conseguir mejoras en los aspectos psíquicos, físicos y de rendimiento, de una manera alegre y divertida.
2. Establecimiento de una Educación Física laboral con unos sistemas de recuperación específicos orgánicamente establecidos.
3. La formación en las empresas de gabinetes de Educación Física dirigidos por técnicos especializados y con una orientación concreta a los trabajadores de la misma.
4. Que todos los programas estén controlados por el Estado desde un servicio de dirección y asesoramiento que estudie y elabore los datos obtenidos, para un mejor conocimiento de los resultados.

Dentro del plan de sensibilización del trabajador para que mejore su salud y se sienta un poco más tranquilo en su trabajo, hay que establecer métodos de evaluación de fácil ejecución y comprensión, que permitan conocer su estado general. Una fórmula al alcance de todos es el llamado *test de Ruffier,* cuyos índices a tener en cuenta son los siguientes:

1. Tomar el pulso (P_1) en reposo y apuntar la cifra.
2. Hacer treinta flexiones de piernas.
3. Tomar inmediatamente el pulso (P_2) y apuntar la cifra.
4. Permanecer en reposo durante un minuto.
5. Al término del minuto de reposo, tomar el pulso (P_3) y apuntarlo.
6. Sumar las tres cifras. Al resultado obtenido restarle 200. Por último, dividir el resultado por 10, es decir:

$$\text{Test de Ruffier} = \frac{(P_1 + P_2 + P_3) - 200}{10} = ??$$

La cifra resultado es el índice cardiaco, que se puede corresponder con:

- — Excelente 0
- — Bueno .... de 0 a 5
- — Normal .... de 5 a 15
- — Malo .... más de 20

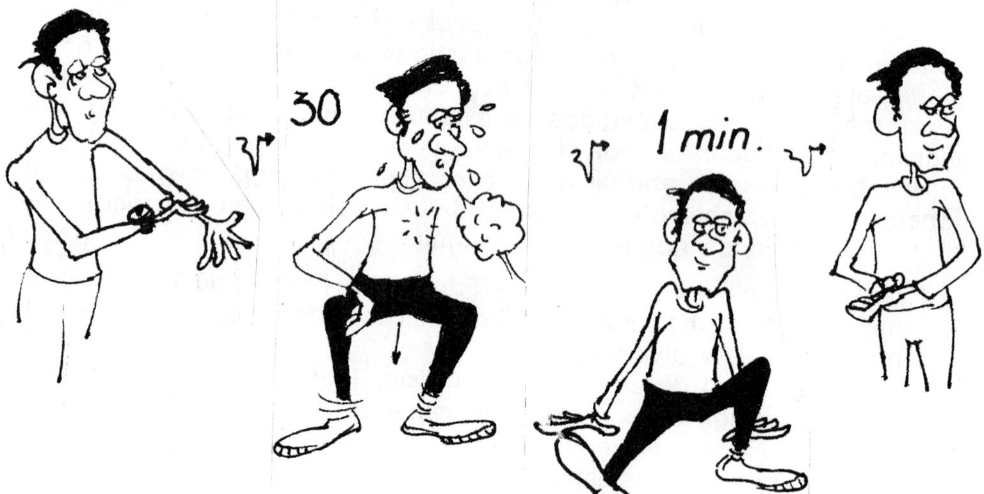

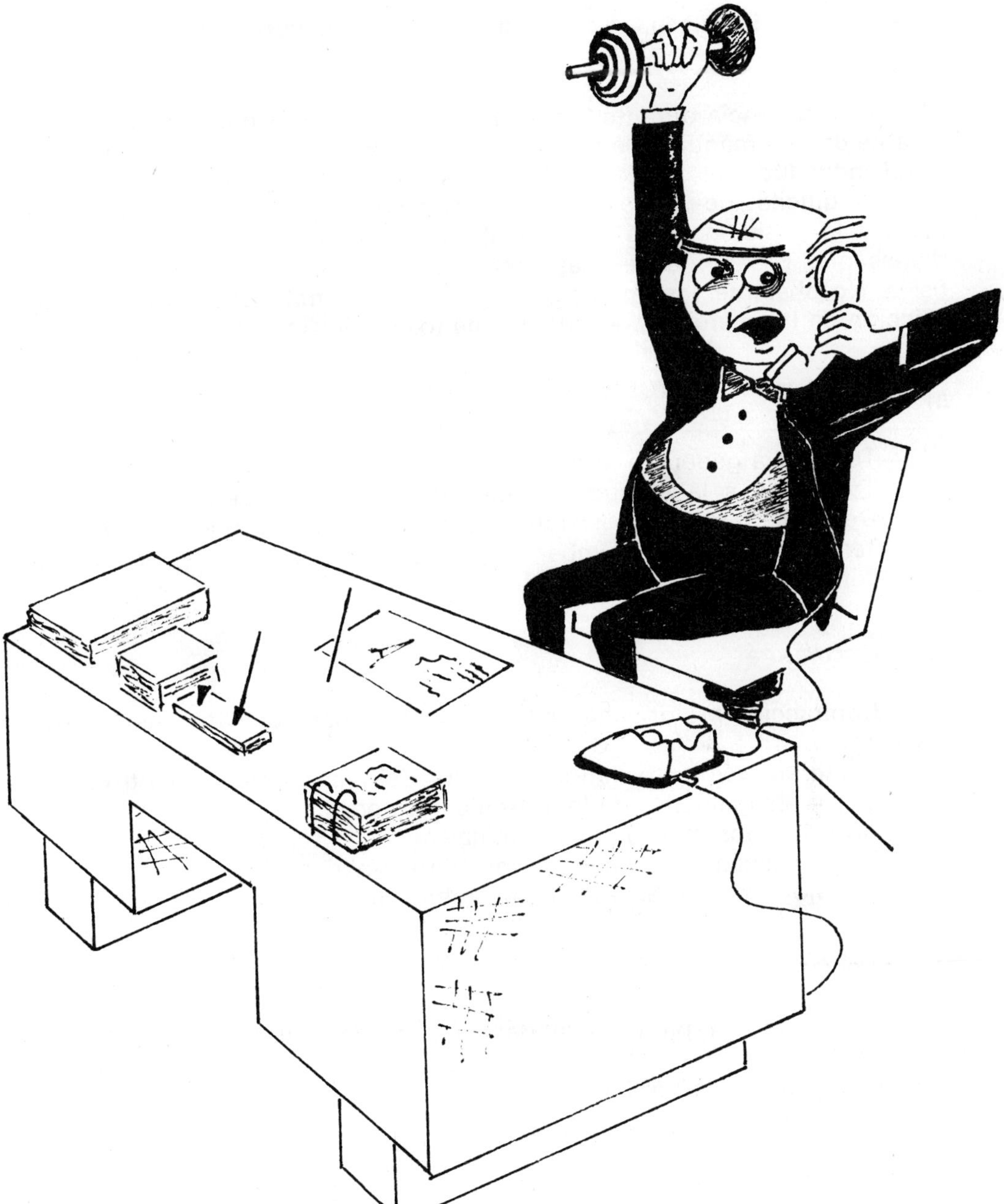

GIMNASIA LABORAL PARA OFICINISTAS

La permanencia durante la jornada laboral sentado frente a una mesa, delante de una máquina de escribir o laborando en una fresadora, produce en el individuo ciertos vicios posturales que a la larga se convierten en lesiones difíciles de vencer. La colocación en el asiento, la distancia a la mesa o la posición de la espalda al cargar un paquete son actividades diarias que pasan inadvertidas, pero que requieren una compensación física. No obstante, las condiciones generales de trabajo que justifican la elección de los ejercicios, en el caso de los oficinistas, son las siguientes:

a) *Actitud*

—Tendencia general a la flexión del tronco hacia adelante.
—Tendencia a la actitud cifósica de las regiones cervical y dorsal. Dependiendo de la posición sentada del oficinista, puede haber una tendencia lordótica lumbar, o bien una cifósica general de toda la columna vertebral.

b) *Musculatura*

—Contracción prolongada de los músculos posteriores del cuello y del dorso.
—Cierto acortamiento de los músculos del plano anterior del tronco.
—Cierto alargamiento de la musculatura dorsal.
—Atonía de los músculos abdominales.
—Trabajo dinámico escaso del miembro superior.
—Trabajo dinámico escaso del miembro inferior.

c) *Articulaciones*

—Inmovilización prolongada de las principales articulaciones de la columna vertebral.
—Escasa movilidad articular de los miembros.

d) *Respiración*

—Mala actitud respiratoria.
—Escasa acción de los músculos respiratorios.
—Insuficiente funcionamiento del diafragma.

e) *Circulación*

—Falta de movilización general.
—Ciertas insuficiencias circulatorias, especialmente en los miembros inferiores.

El programa a realizar se plantea encuadrando los ejercicios en dos tipos de gimnasia. La gimnasia de micropausa, cuyas sesiones son muy cortas y de baja intensidad, pudiendo realizar los ejercicios en el mismo lugar de trabajo. Y la gimnasia de pausa, cuyas sesiones son más largas y de intensidad más elevada. Este tipo de gimnasia puede realizarse durante los periodos de descanso que suele haber en el trabajo, o bien en la propia casa.

Lo ideal y recomendable es una sesión semanal dirigida por un profesor de Educación Física, quien podrá marcar las pautas de trabajo semanal. Después, el oficinista deberá ejecutar los ejercicios marcados en la «micropausa» y en la «pausa».

Al mismo tiempo, se recomienda que el trabajador realice una actividad paralela, como puede ser natación, bicicleta, excursiones al campo, o cualquier otro tipo de ejercicio recreativo que complete el programa presentado.

Ejercicios de micropausa

1. Apoyando las manos sobre la mesa, flexionar el tronco hacia adelante redondeando la espalda. Enderezar la espalda totalmente poniéndola lo más recta posible.

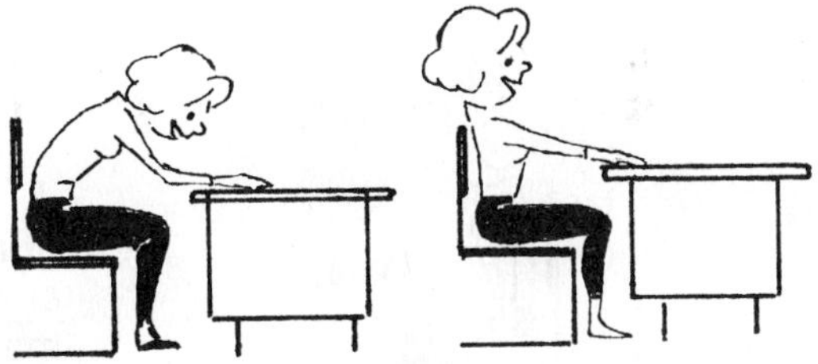

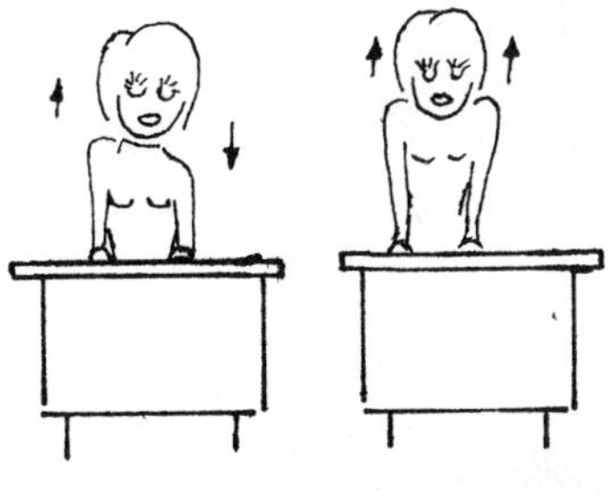

2. Manos sobre la mesa o brazos sueltos, elevación de un hombro y descenso del otro; cambiar. Elevación de ambos hombros.

3. Flexiones y extensiones de una mano, círculos con las mismas. Repetir con la otra.

4. Extensiones de una pierna adelante, con flexión del pie hecia arriba cuanto se pueda. Flexión de la misma pierna hacia atrás procurando estirar el pie. Repetir con la otra.

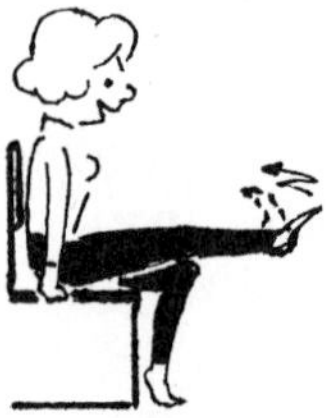

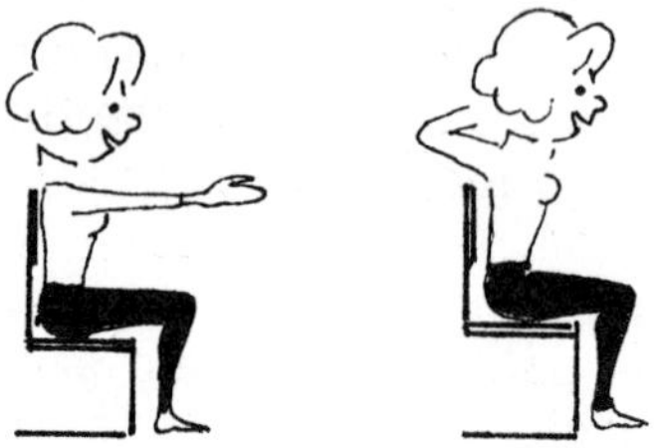

5. Con las manos sobre la mesa o brazos sueltos, llevar los hombros hacia adelante, y, a continuación, atrás.

6. Extensión de un brazo al frente, o lateralmente, seguido de flexión del mismo, llevando la mano por detrás de la cabeza; repetir con el otro brazo.

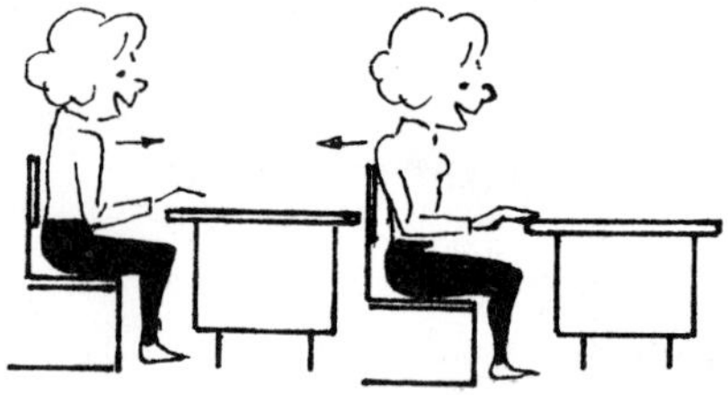

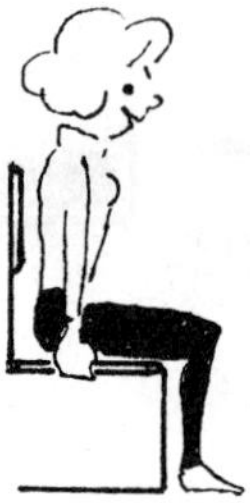

7. Tracción arriba, para brazos y hombros. Sentarse derecho, agarrar el asiento fuertemente con las dos manos y tirar hacia arriba con ellas lo más posible.

8. Presión de manos, para brazos, pecho y hombros. Sentarse derecho. Pecho fuera. Brazos paralelos con el cuerpo y delante de él. Colocar un puño contra el otro, empleando toda la fuerza de los brazos y hombros.

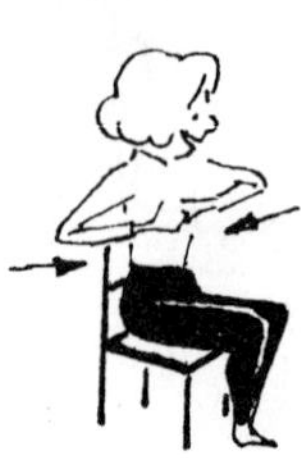

9. Tirón de espalda. Manteniendo la espalda recta, inclinarse hacia delante hasta agarrar las piernas o patas de la silla. Tirar hacia arriba empleando solamente los músculos de la espalda.

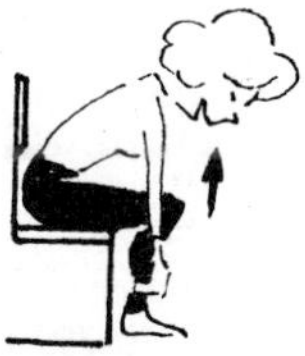

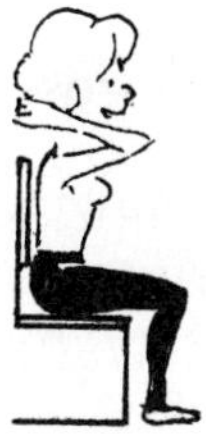

10. Presión de cuello. Para cuello. Sentarse derecho. Enlazar las manos detrás de la nuca, manteniendo los codos hacia adelante. Empujar hacia adelante con las manos, al mismo tiempo que hacia atrás con la cabeza.

11. Presión conjunta. Para cintura y abdomen. Sentarse con las piernas juntas y estiradas. Inclinarse hacia adelante y agarrar las piernas por debajo de las rodillas. Presionar con las manos hacia abajo al mismo tiempo que se presiona con las piernas hacia arriba.

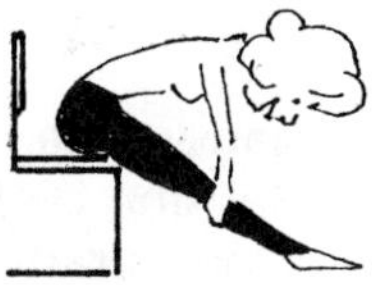

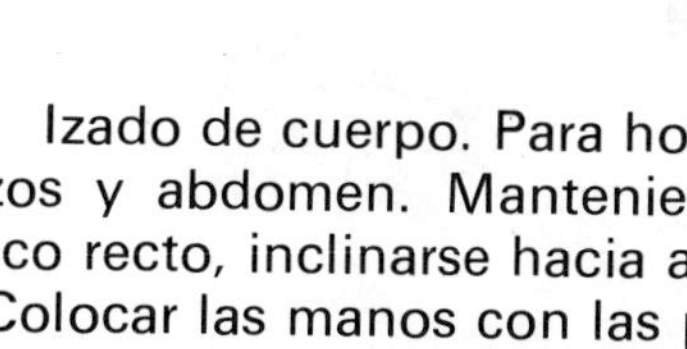

12. Presión cruzada. Para pecho y piernas. Separados los pies unos 13 centímetros, inclinarse hacia adelante colocando las manos en la parte interior de la rodilla contraria. Intentar unir las rodillas y al mismo tiempo mantenerlas separadas con las manos.

13. Izado de cuerpo. Para hombros, brazos y abdomen. Manteniendo el tronco recto, inclinarse hacia adelante. Colocar las manos con las palmas hacia abajo y contra los lados del asiento. Mantener las piernas rectas e intentar levantar el cuerpo unos 3 centímetros por encima del asiento.

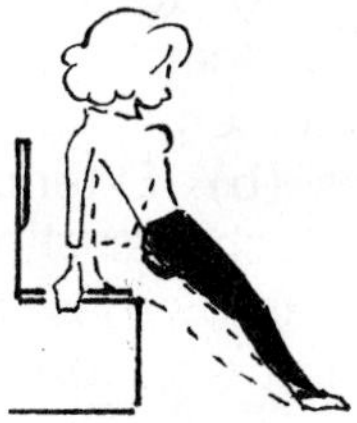

14. Presión de piernas. Sentado en el extremo del asiento, inclinarse hacia atrás, manteniendo las piernas rectas. Cruzar un pie sobre el otro, manteniéndolos en contacto con el suelo. Tratar de separar los pies.

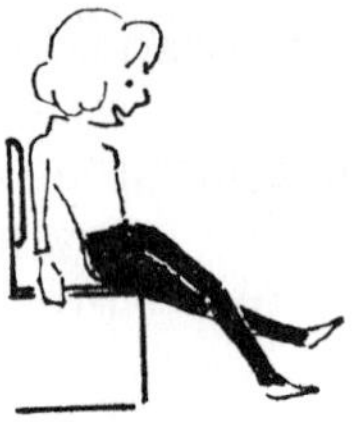

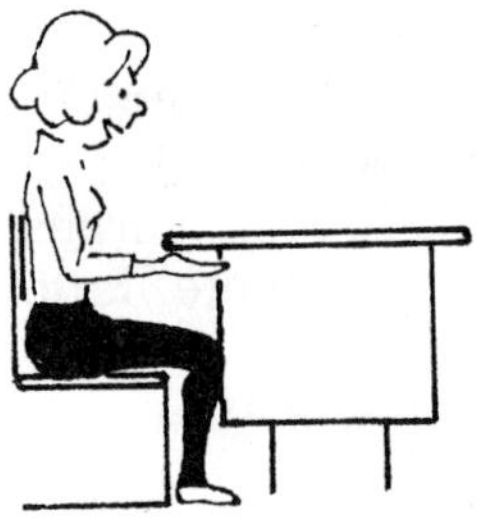

15. Presión de brazos. Sentarse derecho. Poner las palmas de las manos debajo de la superficie de la mesa y contra ella. Antebrazos paralelos a la mesa. Empujar hacia arriba lo más fuerte posible.

Ejercicios de pausa

1. En pie, manos a la cadera, botar tres veces sobre una pierna, llevando lateralmente y procurando caer sobre la punta del pie. Repetir lo mismo sobre la otra pierna. (Fig. 1.)

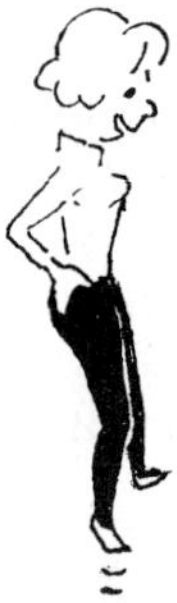

FIG. 1

2. Manos en las caderas (posición de pie). Botar sobre la punta de ambos pies juntos. (2).

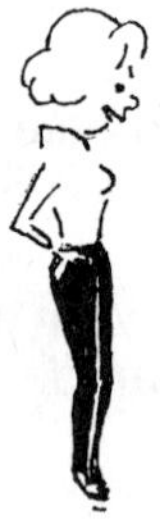

FIG. 2

3. Partiendo de la posición de en pie (a), flexionar las piernas apoyando las manos en el suelo por fuera de las piernas (b). Extender las piernas atrás (c). Deshacer el movimiento recogiendo las piernas, sin separar las manos del suelo, poniéndose rápidamente en pie.

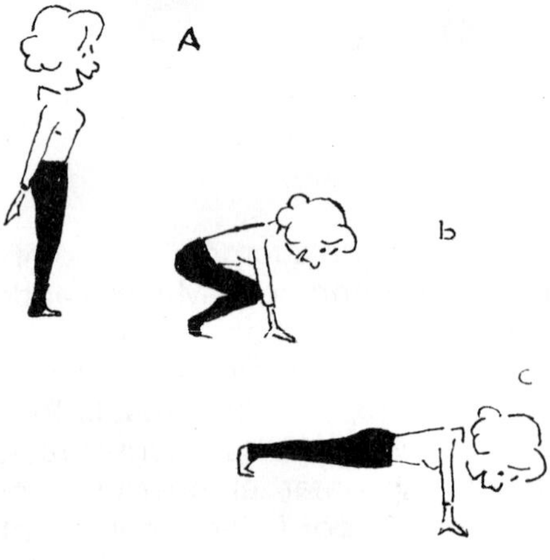

4. Sentado en el suelo, manos apoyadas atrás, tronco recto, llevar las rodillas al pecho. Deshacer el movimiento.

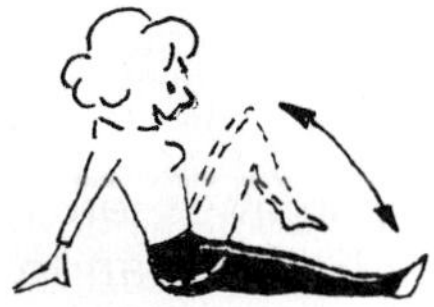

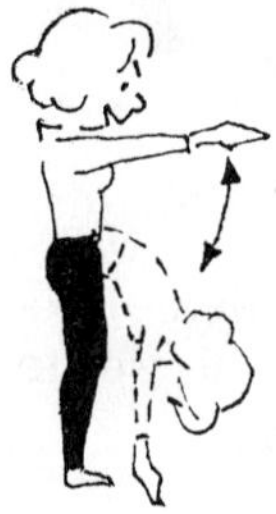

5. En pie, brazos al frente, flexionar el tronco adelante y abajo procurando tocar el suelo con las manos sin doblar las rodillas. Deshacer el movimiento.

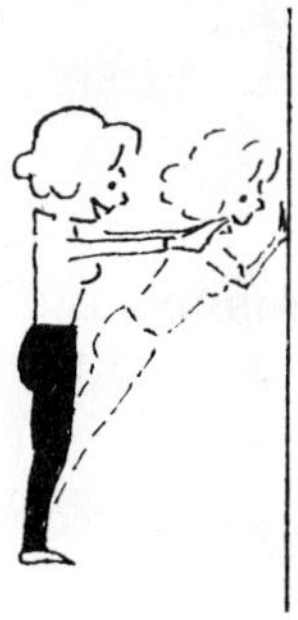

6. En pie con los brazos al frente y apoyando los brazos en la pared (a), flexionar los brazos manteniendo el cuerpo recto (b), extender los brazos.

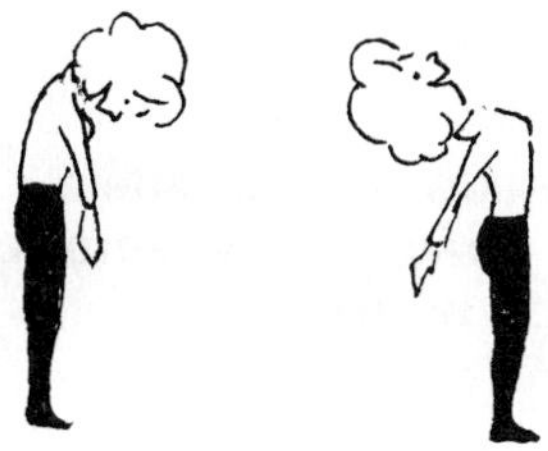

7. En pie, redondear la espalda pegando la barbilla al pecho. Arquear la espalda atrás llevando la cabeza atrás.

8. Sentado en el suelo, rodillas separadas y pies juntos, llevar los brazos entre las piernas tocando el suelo lo más adelante que se pueda. Deshacer el movimiento.

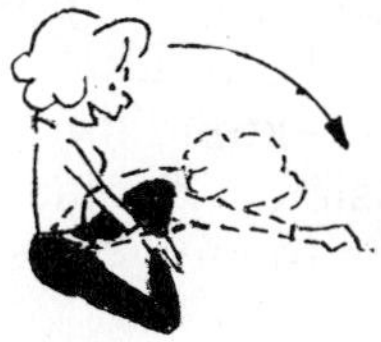

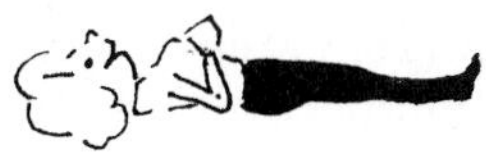

9. Tendido en el suelo boca arriba sobre el estómago, expulsar el aire apretando con las manos. Tomar aire notando cómo las manos suben empujadas por el estómago.

10. En pie, manos en las caderas, botar abriendo y cerrando piernas.

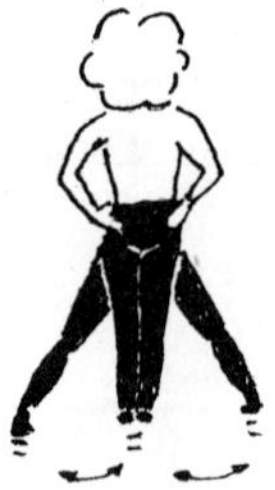

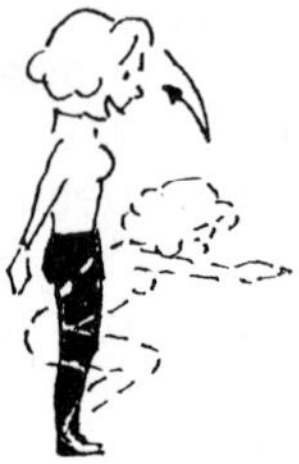

11. En pie, flexión de piernas llevando brazos al frente. Volver a la posición en pie.

12. En pie, manos en las caderas, correr sobre el propio terreno elevando las rodillas.

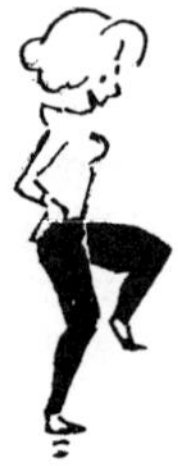

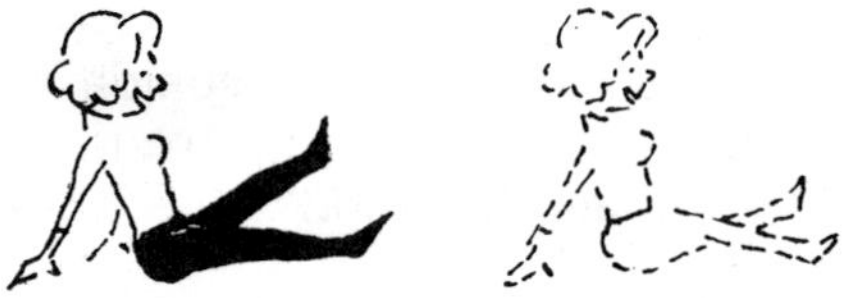

13. Sentado en el suelo, manos apoyadas atrás, abrir y cerrar piernas, procurando no rozar el suelo.

14. Colocados en la posición señalada por el dibujo, una pierna flexionada y otra extendida, cambiar por salto la posición de las mismas sin despegar las manos del suelo.

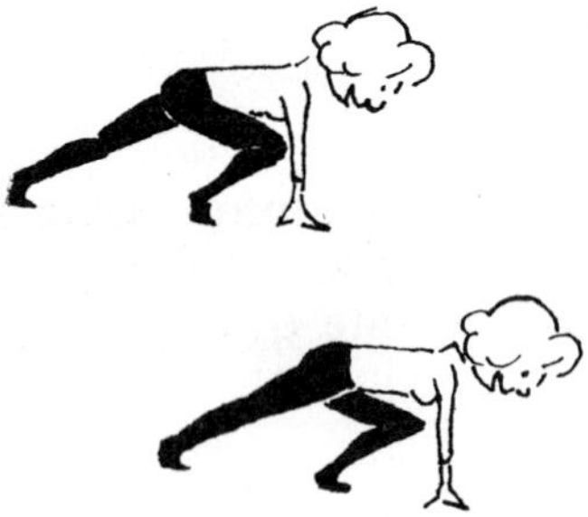

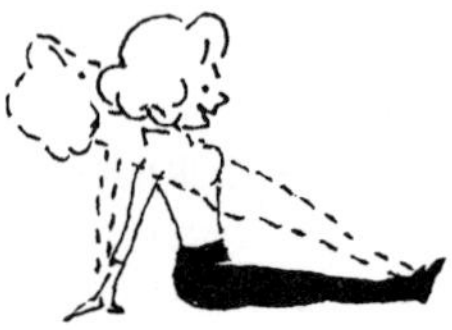

15. Sentado en el suelo, manos apoyadas atrás, elevar las caderas extendiendo el cuerpo totalmente. Deshacer el movimiento.

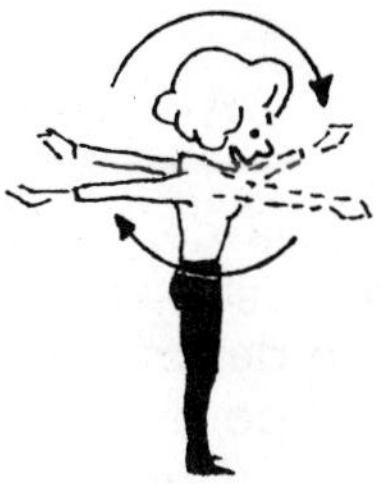

16. En pie, describir círculos muy amplios con los brazos.

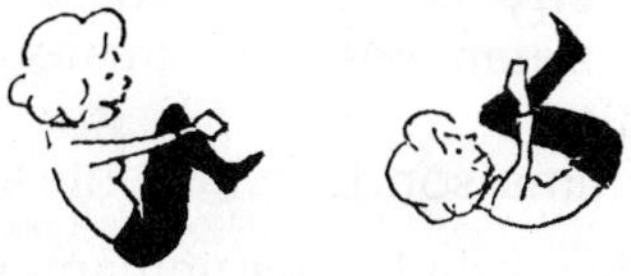

17. Sentado en el suelo, piernas flexionadas y rodeando las rodillas con los brazos, acunarse sobre la espalda manteniendo la posición.

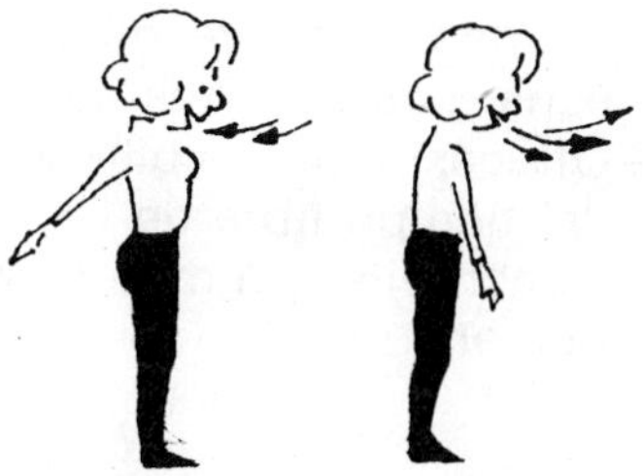

18. Expulsar el aire totalmente. Tomar aire abombando el pecho.

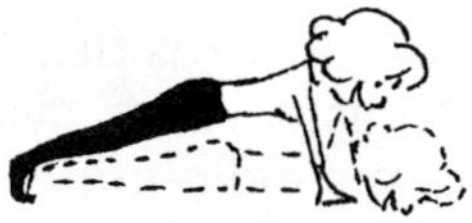

19. Flexiones de brazos. Efectuar flexiones de brazos según la figura manteniendo el cuerpo recto.

20. Flexiones del tronco sentado. Efectuar las flexiones como se indican en la figura.

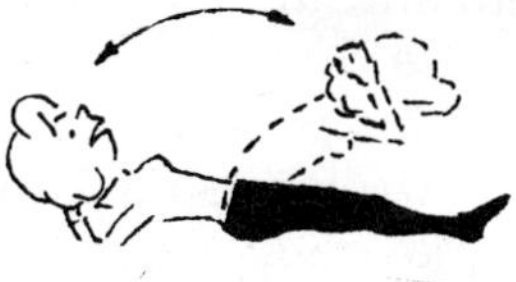

PROGRAMA DE *FOOTING (CLUB DE LA SALUD)*

El programa de *footing,* relacionado con lo que podemos llamar *Club de la Salud,* puede ser una de las ideas más interesantes para la realización de algún tipo de práctica deportiva en familias, grupos de amigos, etc., sin instalación deportiva ni necesidad de medios materiales.

La idea del *Club de la Salud* surgió de un estudio del profesor José A. Rodríguez, quien vio que la actividad físico-deportiva se implantaba por primera vez en la Ciudad Infantil de Dobbs Ferry (Nueva York), como programa experimental para la prevención y tratamiento de trastornos emocionales, dirigido por el profesor Paul Sadlier.

Los objetivos que se plantean en este programa son los siguientes:

— Mejora de la *salud* y condición física general de los participantes.
— Contribuir a la educación física global del ciudadano.
— Crear un ambiente deportivo en los barrios o instalaciones donde se plantee, como respuesta a la tecnificación, sedentarismo y deterioro ecológico que nos invade.
— Ofrecer una posibilidad deportivo-recreativa en el empleo de parte del tiempo libre de los individuos.
— Constituirse en motivo de encuentro alegre y en vehículo de relación humana entre todos los participantes.

En qué consiste la actividad

La actividad consiste en recorrer uno, dos o más kilómetros diarios a un paso moderado. Se puede correr, «trotar» o andar, hasta cubrir distancias largas, por ejemplo, veinte kilómetros. Cada participante del programa tiene una ficha donde se anota el número de kilómetros recorridos y, además, lleva un control de las pulsaciones del propio corredor. Conviene pasar un reconocimiento médico, huelga decirlo, antes de comenzar la actividad en el *Club de la Salud*.

A la vez, se puede donar un diploma o distintivo para aquellas personas que recorran cincuenta kilómetros, y otro premio para el que cubra una distancia mayor.

Al principio, las tarjetas de cada participante deben firmarlas o sellarlas los profesores encargados o alumnos auxiliares. El alumno debe hacer constar sus pulsaciones en reposo al inicio de la actividad y al término de la misma. Cada alumno puede recorrer los kilómetros que crea conveniente; sin embargo, se debe llevar un pequeño control basado en los tests o pruebas médicas, a las que se someterá antes de integrarse en el programa.

Es ocioso decir que esta actividad se puede realizar en cualquier sitio abierto (parques, montes, bosques...). La experiencia nuestra nos ha permitido comprobar un gran interés por personas de todas las edades. La consulta a médicos especialistas en materia deportiva nos ha movido a fomentar este programa, pues, de una manera sencilla y amena, el ciudadano hace deporte en la Naturaleza y se divierte con ello, además de los naturales beneficios que aporta a la salud.

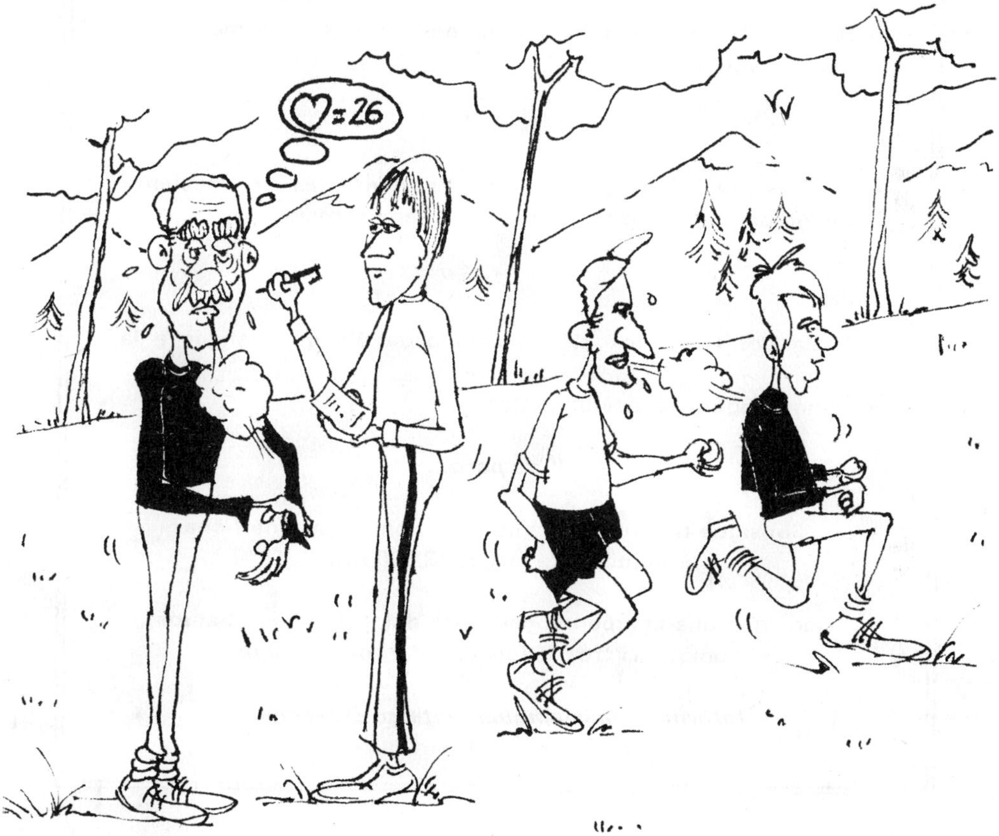

Carteles para motivar al ejercicio

«CLUB DE LA SALUD»

NATACION: DEPORTE Y SALUD

- **Diviértete, pero a la vez haz ejercicio; tu cuerpo te lo agradecerá.**

* * *

- **La *natación*, si se practica regularmente, es un excelente medio de mejorar o mantener la «buena forma».**

* * *

- **Nada por lo menos 250 metros cada día que vengas a la piscina,**
- **o más, según tus posibilidades.**

Y de paso...

Consigue un diploma si llegas a completar una ficha (cincuenta largos=2.500 m).

Consigue una estupenda camiseta del «Club de la Salud» si completas tres fichas (150 largos=7.500 m).

Infórmate más ampliamente en Dirección.

En todas las instalaciones deportivas debería haber todo tipo de información que fomentara el deporte.

BIBLIOGRAFIA

1. FERNANDO DE ANDRÉS: «Un programa local para el desarrollo del deporte», revista *Aetide,* 1981.
2. FERNANDO DE ANDRÉS: «Un programa local para el desarrollo del deporte», revista *Aetide,* 1981.
3. MARCELO PALACIOS: *Deporte y salud,* Ed. Stella, 1978.

E. CERDÁ: *Una psicología de hoy,* Ed. Herder, Barcelona, 1975.
HURLOCK: *Desarrollo psicológico del niño,* Mac-Graw Hill.
E. STONES: *Psicología evolutiva,* Ed. Magisterio Español, S. A., 1969.
EDGAR F. HUSE y JAMES L. BOWDITH: *El comportamiento humano en la organización,* Ed. Deusto, S. A., Bilbao.
JOHN MAN: *Camine,* EDAF, Madrid.
GEORGE SHEEHAN: *Correr es salud,* Ed. Grijalbo, S. A., 2.ª ed., Barcelona.
MIKE SPINO: *Más allá del jogging,* Ed. Cantábrica, S. A., 1980.
Equipo redactor de la «Consummer's Guide»: *Footing, en forma todo el año,* Ed. Bruguera, Barcelona, 1979.
GEORGE SHEEHAN: *Correr,* EDAF, Madrid.
FRANZ FILLINGER: *Gimnasia en grupos,* Ed. Kapelusz, Buenos Aires, 1978.
AA.VV.: *Health Physical Education Recreation and Dance,* American Alliance for Health Physical Education Recreation and Dance, 1900 Association Drive, Reston, Virginia, 22091.
FRANCISCO DELGADO y col.: *El deporte, a lo claro,* Ed. Popular, Madrid.
EMILIO CLOT: *Gimnasia femenina,* Ed. Juventud, Barcelona, 1955.
AA.VV.: *Primer curso de Medicina del deporte,* editado por cortesía de laboratorios PENSA, Valencia.
AA.VV.: «El nuevo adulto», Memorias de las II Jornadas Interdisciplinares, Ambito de investigación y difusión María Corral, Barcelona.
AA.VV.: *Curso de programación para el mantenimiento de adultos,* Escuela Deportiva BRAFA, Barcelona.
R. GUILLET y S. GENÉTY: *Medicina del deporte,* Ed. Toray-Masson, Barcelona.
JOSÉ A. RODRÍGUEZ RUIZ: *Uso de elementos auxiliares,* Servicio Municipal de Deportes, Leganés, Madrid.
AA.VV.: «III Congreso Mundial de la Sociedad Internacional de Psicología del Deporte», INEF, Madrid, 25-29 de junio de 1973.
AA.VV.: *Deporte escolar para todos,* Consejo Superior de Deportes.

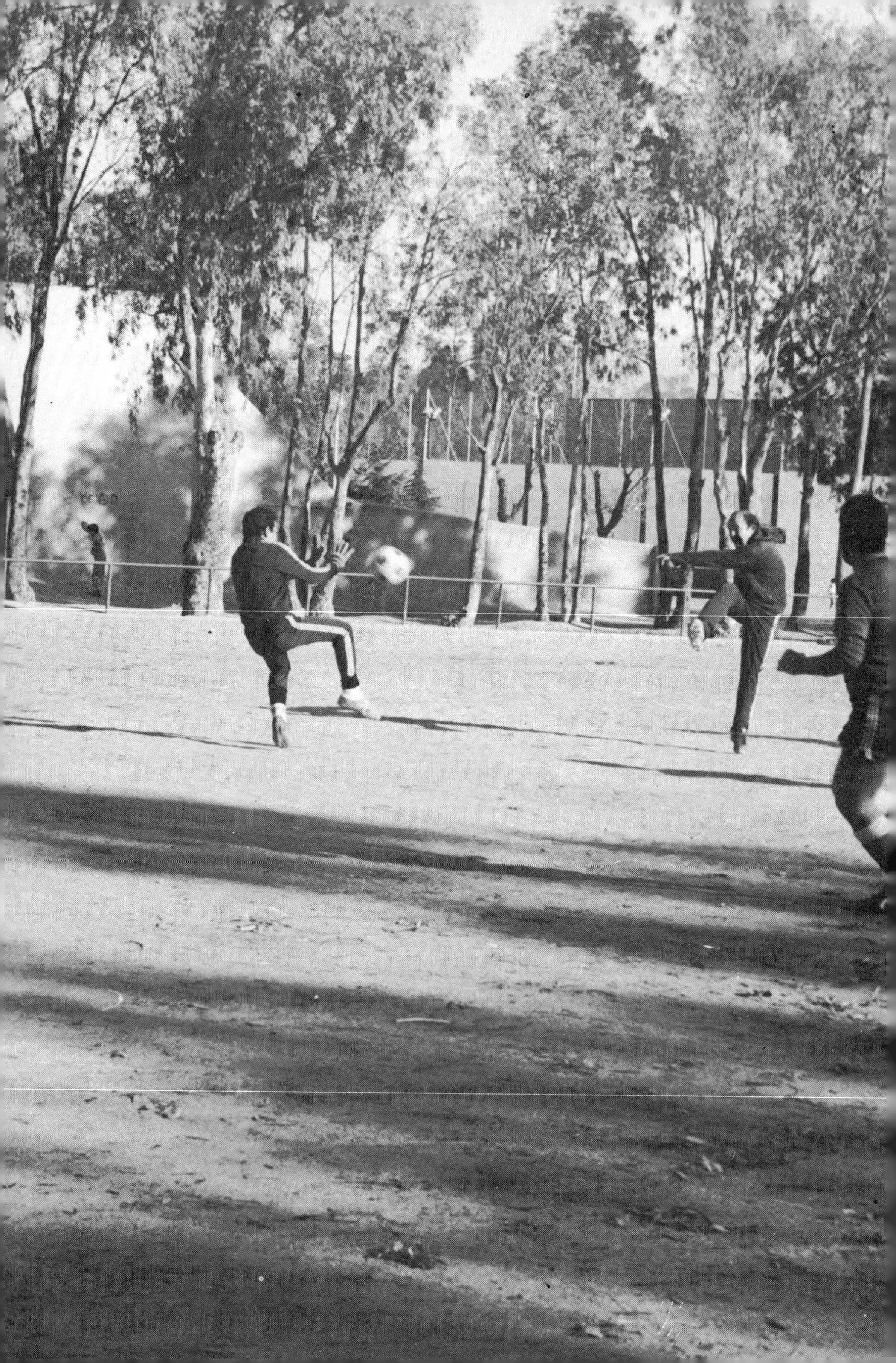

4

Conviene saber que...

CONTENIDO DE UN RECONOCIMIENTO MEDICO-DEPORTIVO

El reconocimiento médico es un requisito indispensable que debemos cumplir antes de realizar cualquier práctica deportiva continuada. Lo podemos hacer en un centro médico especializado o en el sitio donde se lleva a cabo la actividad deportiva.

En primer lugar, este reconocimiento consistirá en:

a) *Anamnesis:* Historia clínica donde se recogerán todos los datos posibles, desde la infancia hasta el momento presente.
b) *Examen de salud:* Su resultado nos dará la posibilidad de eliminar cualquier alteración patológica. Así, tendremos:

1. Pruebas de laboratorio: análisis de sangre y orina. Buscaremos cualquier modificación que se salga de lo normal.
   Sangre: F. R. V. (fórmula, recuento, velocidad), para encontrar cualquier posible infección. Pruebas reumáticas: si resulta positivo, es necesario detener cualquier deporte. Transaminasas.
   Orina: calidad, densidad, acidez.
2. Examen del aparato cardiocirculatorio. Auscultación. Pulso y presión arterial. E. C. G. que indica la transmisión del impulso cardiaco.
3. Radiografía abdominal.
4. Examen de armonía o proporcionalidad. Relación talla y peso. Detectar deficiencias físicas. Longitud de miembros. Proporción del tejido muscular y adiposo. Observación de posibles desviaciones de columna. Observación de desviaciones en los pies.
5. Estudio de alimentación y dieta.
6. Ficha personal del alumno.

Una vez comenzada la actividad se procede a la realización de un examen funcional y respuesta funcional del organismo sometido a esfuerzo y la adaptación de éste al esfuerzo. Es un examen dinámico. Con todo ello se obtienen un diagnóstico y un informe final sobre las posibilidades de cada individuo, sus indicaciones y contraindicaciones.

EFECTOS QUE PRODUCE EL EJERCICIO EN EL ORGANISMO

Al iniciar un determinado esfuerzo se produce en el organismo una serie de modificaciones favorables a éste. Se distingue mayor rendimiento en el trabajo muscular acompañado de aumento de las sustancias energéticas y la eliminación de las sustancias de desecho. Existen modificaciones que se producen al repetir ejercicios de forma continuada. Esto se traduce en:

— Mayor resistencia a la fatiga.
— Mayor capacidad de esfuerzo.

Modificaciones en el aparato cardiovascular

Las modificaciones cardiovasculares más importantes son:

— Aceleración de la frecuencia cardiaca. Este aumento estará en relación con la intensidad del esfuerzo, la preparación, la edad y el sexo.
— Aumento de la temperatura.
— Aumento de la cantidad de sangre circulante.

Los músculos necesitan mayor cantidad de sangre, y se produce una movilización de la sangre de reserva que se encuentra en otros órganos.

— Tendencia a la disminución de valores en la tensión arterial.

Modificaciones en el aparato respiratorio

— Aumento de la frecuencia respiratoria.
— Aumenta la amplitud respiratoria.
— Aumenta la capacidad vital.
— Mayor ventilación pulmonar.

Modificaciones en el aparato locomotor

El sedentarismo produce en el hueso una alteración del metabolismo del calcio y posterior pérdida de éste.

Ejercicio

1.3.- ... el Dxte

En el músculo se producen alteraciones en su volumen y tono. En las articulaciones, poco a poco, se va perdiendo la elasticidad de los tejidos intraarticulares y periarticulares, lo que da lugar a una disminución de la resistencia tisular. Todo esto se puede prevenir con el ejercicio físico.

BENEFICIOS DE LA ACTIVIDAD FISICA

—Evita la atrofia muscular.
—Favorece la movilidad articular.
—Evita la descalcificación ósea.
—Hace más efectiva la contracción cardiaca.
—Disminuye el peligro de infarto de miocardio.
—Aumenta la capacidad respiratoria.
—Previene la obesidad.
—Disminuye el riesgo de coagulación en los vasos (trombosis).
—Disminuye la formación de depósitos en riñones y conductos urinarios.
—Ayuda al equilibrio psicoafectivo.

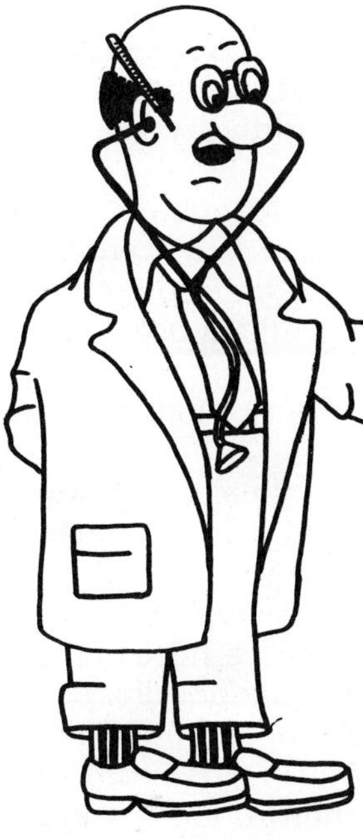

Conviene saber que...

LA DIETA Y EL DEPORTE

Tabla de calorías

100 gramos	*Calorías aprox.*	*100 gramos*	*Calorías aprox.*
Chuletas de cordero	225	Pan blanco	260
Chuletas de cerdo	327	Galletas	436
Hígado	130	Frutas	100
Chorizo	348	Garbanzos	329
Pescados	100 a 300	Lentejas	314
Un huevo mediano	76	Verduras	50
Leche condensada	327	Licores dulces	384
Leche fresca	67	Cerveza	32
Yogurt	82	Vinos dulces	157
Queso manchego	333	Vino de mesa	77
Queso curado	420	Té	4
Aceites vegetales	899	Café	7
Arroz común	363	Turrones	470

Los hidratos de carbono (glúcidos) o, en términos generales, los azúcares, se pueden obtener de varias fuentes, principalmente de la harina y todos sus derivados, del arroz, patatas, azúcar, miel, frutos, chocolate, que contiene un gran valor nutritivo y energético (500 calorías por 100 gramos), etc.

Los prótidos proceden principalmente del reino animal. Así, tenemos los distintos tipos de carnes (cordero, cerdo, aves, pescados, etc.). Gran importancia tienen los huevos y los productos lácteos, con sus derivados. En una dieta equilibrada, los prótidos deben contener la siguiente fórmula:

1 gramo por día por kilo de peso corporal.

Los lípidos son de origen animal (mantequilla, nata, etc.), o de origen vegetal (aceite). En una dieta de 3.500 calorías hay que incluir 120 gramos de grasa.

El agua es fundamental para vivir. Nuestro cuerpo está compuesto en un 70 por 100 por agua. El hombre necesita aproximadamente de 2.000 a 2.500 centímetros cúbicos de agua por día, dependiendo del trabajo que se realice, del ambiente y del alimento que tome.

Los minerales (sodio, potasio, fósforo, calcio, hierro y magnesio) son también indispensables y tienen funciones específicas cada uno de ellos.

La dieta

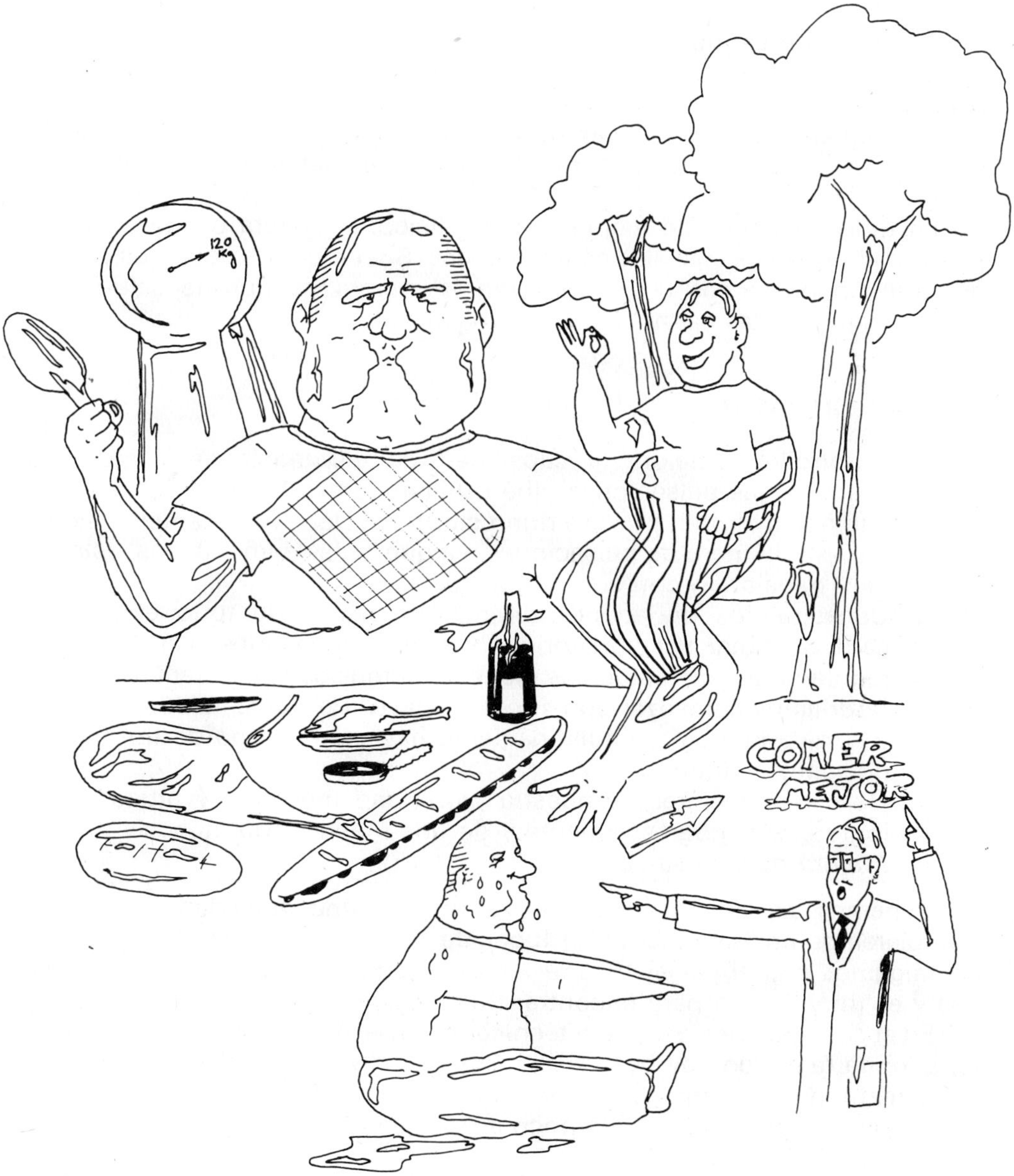

Conviene saber que...

LA CARRERA

Actualmente es muy corriente ver a los ciudadanos de una población cualquiera correr por las calles o jardines de su zona, sin que las personas restantes se alarmen o los tachen de locos. Se ha puesto de moda el *jogging*. En las fiestas populares se organizan carreras, marchas y fiestas de la bicicleta, entendiendo el deporte como una manifestación popular y lúdica.

En todo programa de mantenimiento físico, la carrera ocupa un lugar primordial por sus especiales características. Sin embargo, debemos entender que no buscamos el récord, sino la mejora de nuestra salud y el mejoramiento de las capacidades orgánicas.

¿Qué beneficios reporta la carrera?

1. Desarrolla y mejora la capacidad de resistencia aeróbica. Para nosotros, las pulsaciones, que oscilarán entre 120 y 140, serán las que nos marquen nuestro ritmo cardiaco. Debemos mantener siempre este número de pulsaciones, ya que, si las aumentamos, estaríamos trabajando con sobreesfuerzo.
2. Conseguimos un acondicionamiento básico de todo el sistema cardiovascular y respiratorio. Para ello, deberemos mantener una regularidad con esfuerzos de baja intensidad y duración media. Podríamos comenzar con «trotes» suaves de quince a veinte minutos, para aumentar paulatinamente hasta un tiempo de no más de cincuenta minutos.
3. Corriendo mejoramos nuestra capacidad muscular y articular. Lo lograremos progresivamente y de una manera continuada.
4. *Mejora nuestra salud.*

Debemos procurar que la carrera no sea una actividad monótona. Cambiaremos continuamente de lugar de acción, para que, a la vez, nos distraigamos con el paisaje. Correr en grupos facilita las relaciones humanas y es un vehículo para encontrar nuevas amistades.

En el caso que nos ocupa, la técnica no debe importarnos excesivamente, aunque tampoco hay que desecharla. Es más importante saber respirar bien, mantener el ritmo y, si nos cansamos, no pararse, sino andar. La intensidad hay que aumentarla poco a poco, sin hacer esfuerzos violentos, que nos perjudicarían.

La motivación es pieza clave en la carrera. Los mismos alumnos deben animarse y colaborar para que todos terminen en el tiempo marcado.

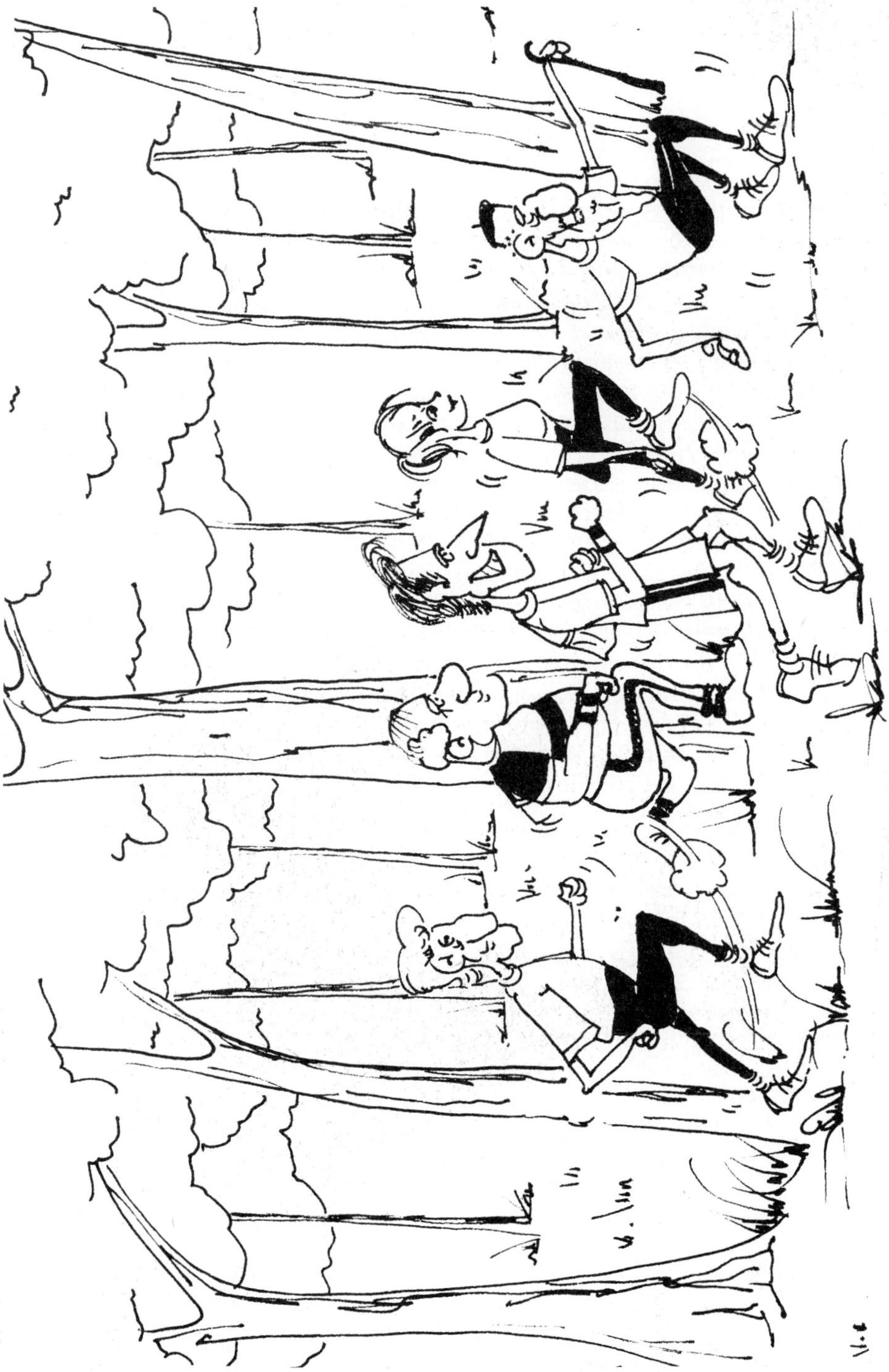

La carrera

Conviene sabèr que...

EL TRABAJO EN CIRCUITO

El «circuito» es uno de los sistemas de trabajo más utilizados en las clases de mantenimiento físico para adultos. Su sencillez de ejecución, trabajo preferentemente en grupos (componente de motivación), sin ofrecer problemas de material y lugar para su realización, hacen que sea muy adecuado para cualquier tipo de actividad.

Además de ser una de las actividades más entretenidas que se conocen, una de sus características más sobresalientes es que prepara moralmente al alumno, ya que tiene continuamente que aprender a sufrir y a superarse.

Desarrolla y aumenta la resistencia, así como la coordinación, además de combatir la falta de tono muscular y las dificultades respiratorias.

Puede constar de muchas «estaciones» (ejercicios), o de pocas, en función del número de alumnos que tengamos. Cada ejercicio o estación puede realizarlo una persona o un grupo de ellas. El tiempo de cada ejercicio variará según las repeticiones que se marquen o el tiempo que se dedique. El cambio de cada estación también será variable, y lo señalaremos en función del objetivo o de las necesidades de los alumnos.

Cualquier actividad deportiva se puede realizar en circuito. Ya sea una clase de baloncesto, un entrenamiento de pesas de alto nivel o una sesión de flexibilidad, pueden acomodarse a la metodología del circuito.

Sus efectos los podríamos resumir diciendo:

— Produce un efecto favorable en la potencia muscular y permite una mejora de la capacidad de coordinación del músculo.
— Desarrolla la resistencia anaeróbica (demanda de oxígeno).
— Aumenta las reservas energéticas.
— Debido a un bombeo sistólico favorable, el corazón aumenta de volumen; se favorece la capilarización.
— La respiración resulta también favorecida, haciéndose más profunda.
— Es un sistema utilizable para cualquier tipo de deporte o preparación específica.

El circuito

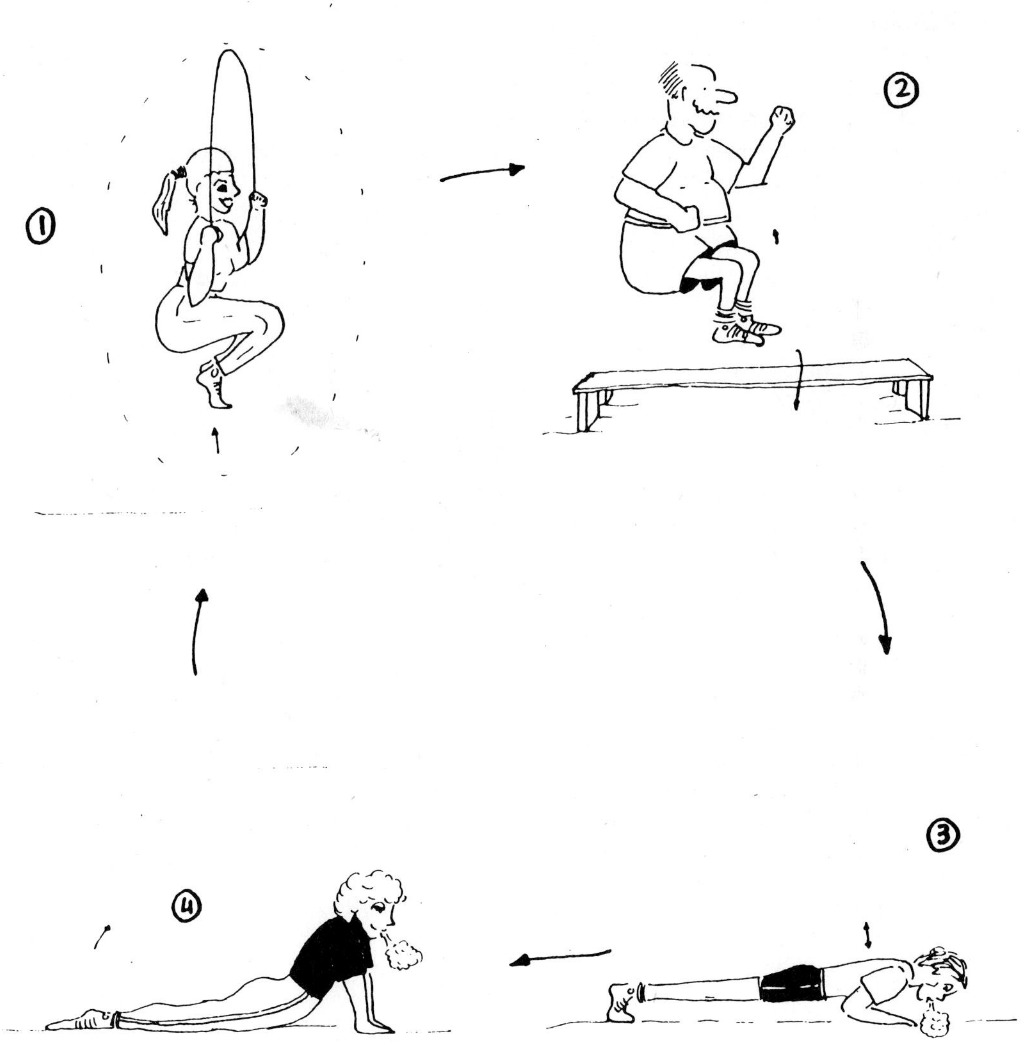

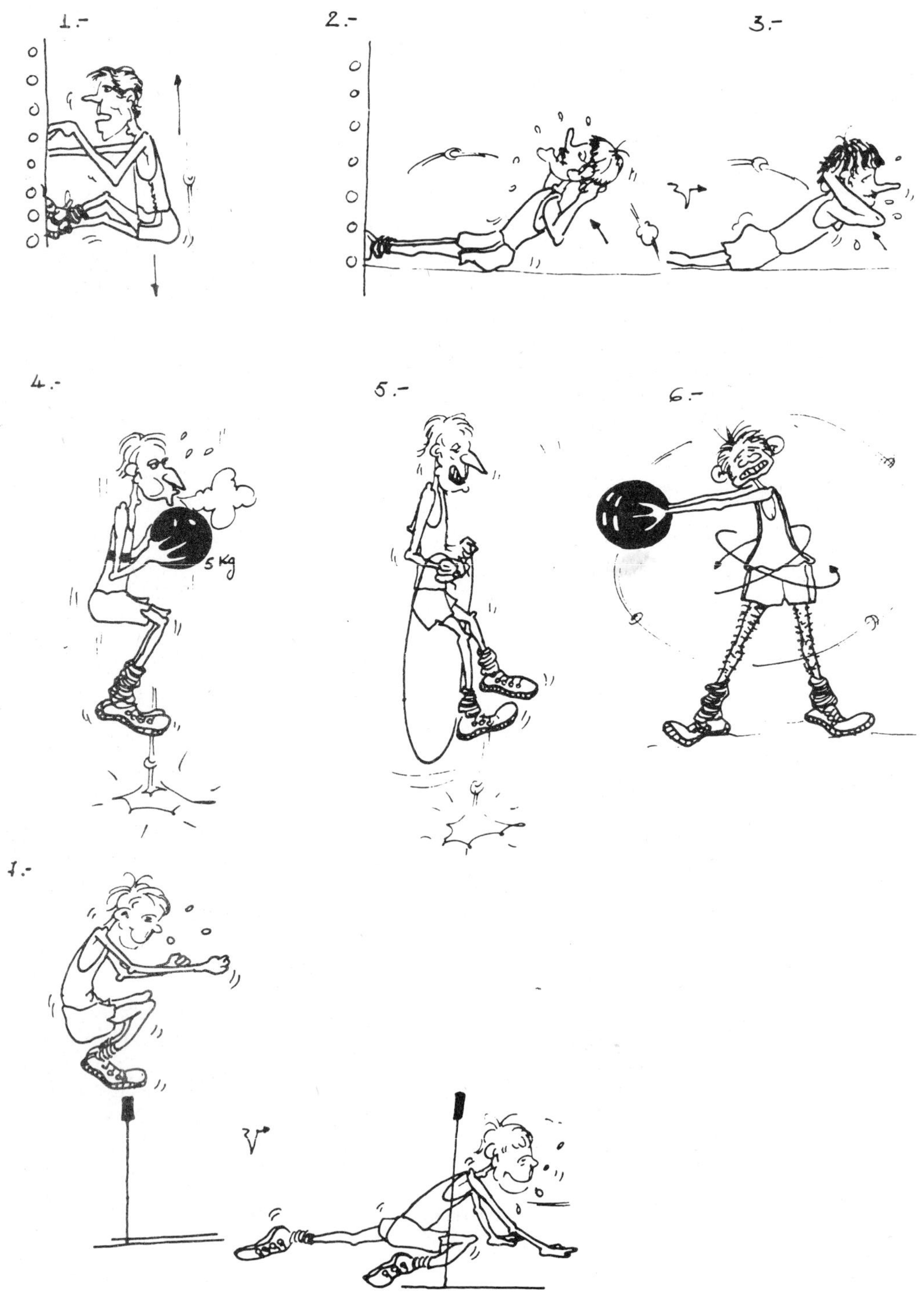
1.-
2.-
3.-
4.-
5 Kg
5.-
6.-
7.-

Conviene saber que...

LOS ALIMENTOS

Sabemos que la alimentación es una necesidad que cumple en el organismo las funciones de crecimiento, reparación de tejidos y mantenimiento de la actividad. Por esta razón, debemos vigilar la cantidad y calidad de los alimentos que ingerimos a lo largo del día. Ha dicho el prestigioso doctor Marcos Becerro que «si el hombre comiese sólo lo que le gusta, su alimentación sería incompleta; pero si comiese con arreglo a un patrón totalmente científico, acabaría por despreciar los alimentos».

Comer y beber de una manera ordenada ejerce un poderoso beneficio sobre el crecimiento, la prevención de enfermedades, una buena capacidad para el trabajo y, en definitiva, sobre el mantenimiento y mejora de nuestra salud.

Sin embargo, los alimentos pueden causar alteraciones a la salud, si éstos vienen mal preparados, o si los comemos de una manera desproporcionada. La Dirección General de la Salud Pública española detalla algunas de las causas de alteración de la salud, como son:

— Porque los alimentos contengan sustancias tóxicas o venenosas (setas, frutas, bebidas, etc.).
— Por una sensibilidad especial de la persona a un tipo de alimento (alergia al marisco, los embutidos, etc.).
— Por circunstancias de enfermedad de la persona que contradicen la ingestión de cierto tipo de alimento.
— Por contaminación con sustancias tóxicas cuando se están desarrollando (insecticida en las frutas, ácidos para su mantenimiento, etc.).
— Por presencia de gérmenes o parásitos desde su origen (leche o carnes de animales infectados, verduras y frutas regadas con aguas sucias, etc.).
— Por contaminación con agentes durante el proceso de preparación.

Como vemos, la higiene en la compra y preparación de los alimentos es pieza clave para evitar males de consideración. Con las bebidas debemos tener igual o más cuidado, ya que existen muchas maneras de falsificar el producto originario y mezclarlo con otros de peor calidad. La única bebida imprescindible para el hombre es el agua. Su consumo depende de la dieta, el trabajo y la temperatura que disfrutemos, pero viene siendo de un litro diario.

El Ministerio de Sanidad y Consumo español destaca la composición de los siguientes alimentos, en 100 gramos, una vez descontado el desperdicio.

LA LECHE

Alimentos	*Desperdicios (%)*	*Calorías*	*Grasas (g)*	*Proteínas (g)*	*Calcio (mg)*	*Hierro (mg)*	*Vit. A (U.I.)*	*Vit. B_1 (mg)*	*Vit. B_2 (mg)*	*Niacina (mg)*	*Vit. C (mg)*
Leche de vaca	—	65	3	3,3	120	0,1	120	0,04	0,2	0,1	2
Leche de cabra	—	90	6	3,9	190	0,2	25	0,05	0,2	0,3	1
Leche en polvo entera	—	490	27	26	920	0,6	1.000	0,30	1,4	0,8	4
Leche en polvo descremada	—	350	1	36	1.200	0,6	40	0,35	1,9	1	6
Leche condensada	—	325	8,4	8,1	280	0,4	400	0,07	0,4	0,2	1
Yogur	—	62	3,5	3,8	145	0,2	70	0,05	0,21	0,1	—
Queso de Burgos	—	215	15	19	210	0,3	40	0,02	0,30	0,1	—
Queso manchego	—	310	23,5	24,1	400	1	300	0,05	0,47	0,4	—
Queso gruyère	—	420	33	30	700	1	400	0,01	0,45	0,1	—
Quesos en porciones	—	191	15	10	110	—	—	—	0,3	0,1	1,5

LAS CARNES

Alimentos	*Desperdicios (%)*	*Calorías*	*Grasas (g)*	*Proteínas (g)*	*Calcio (mg)*	*Hierro (mg)*	*Vit. A (U.I.)*	*Vit. B_1 (mg)*	*Vit. B_2 (mg)*	*Niacina (mg)*	*Vit. C (mg)*
Carne de vaca (semigrasa)	16	250	19	18	10	2,5	40	0,06	0,16	3,7	—
Carne de ternera (magra)	20	156	8	19,5	11	2,4	20	0,14	0,25	6,3	—
Carne de cerdo	16	280	25	15	8	1,7	—	0,60	0,20	3	—
Carne de cordero	30	280	24	16	10	1,8	—	0,2	0,25	4	—
Pollo (completo)	36	200	15	18	12	1,5	—	0,10	0,16	8	—
Conejo	20	160	10	20	16	2,4	—	0,05	0,18	8	—
Jamón serrano	—	170	,4	33	48	1,4	—	0,15	0,15	4,3	—
Chorizo	—	210	12	24	30	3,5	—	0,20	0,15	3	—
Jamón de York	—	454	43	17,2	14,2	1,6	—	0,75	0,28	4,25	—

EL PESCADO

Alimentos	*Desperdicios (%)*	*Calorías*	*Grasas (g)*	*Proteínas (g)*	*Calcio (mg)*	*Hierro (mg)*	*Vit. A (U.I.)*	*Vit. B_1 (mg)*	*Vit. B_2 (mg)*	*Niacina (mg)*	*Vit. C (mg)*
Atún fresco	50	180	10	20	38	1,2	100	0,1	0,2	2,5	—
Atún en conserva	—	300	22	25	340	2,2	100	0,05	0,38	7	—
Sardinas	30	160	6,5	22	100	3	100	0,08	0,21	3	—
Besugos	50	100	3,6	17	30	0,8	—	0,06	0,08	2,2	—
Gallos	50	85	1,3	18	30	0,8	—	0,07	0,08	2	—
Pescadilla	50	75	0,5	17	28	0,8	—	0,06	0,08	2,2	—
Bacalao seco	30	310	5	62	93	2,5	—	0,12	0,25	6	—
Gambas	60	100	3	18	110	1,8	—	0,08	0,15	2,4	—
Mejillón	60	62	1,6	9,8	88	5,8	180	—	—	—	—
Calamares	30	80	1	14	144	1,7	250	0,07	0,16	1,4	—

LAS LEGUMBRES

Alimentos	*Desperdicios (%)*	*Calorías*	*Grasas (g)*	*Proteínas (g)*	*Calcio (mg)*	*Hierro (mg)*	*Vit. A (U.I.)*	*Vit. B_1 (mg)*	*Vit. B_2 (mg)*	*Niacina (mg)*	*Vit. C (mg)*
Garbanzos	—	360	6,5	20	130	8	150	0,45	0,18	1,6	—
Judías blancas o pintas	—	330	2,5	20	130	7	30	0,35	0,20	2	—
Lentejas	—	320	2	22	60	7	100	0,40	0,20	2	—
Guisantes secos	—	346	2	22	60	5	100	0,55	0,15	2,5	—
Habas secas	—	330	2	25	100	5	100	0,50	0,30	2,3	—
Patatas	15	85	0,1	2	10	0,6	—	0,1	0,03	1,5	20

VERDURAS Y HORTALIZAS

Alimentos	Desperdicios (%)	Calorías	Grasas (g)	Proteínas (g)	Calcio (mg)	Hierro (mg)	Vit. A (U.I.)	Vit. B_1 (mg)	Vit. B_2 (mg)	Niacina (mg)	Vit. C (mg)
Acelgas	20	22	0,3	2	100	2,5	2.800	0,05	0,06	0,4	35
Coliflor	40	30	0,3	3	25	1	100	0,15	0,10	0,6	75
Espinacas	20	25	0,3	2,3	80	3	10.000	0,1	0,2	1	50
Judías verdes	10	39	0,3	2,4	56	1	500	0,08	0,1	0,5	15
Lechuga	30	16	0,2	1,3	30	0,8	2.000	0,04	0,08	0,2	18
Pimiento rojo	20	30	0,3	1,4	8	0,7	1.000	0,07	0,08	1	100
Tomate	3	20	0,3	1,1	11	0,6	1.000	0,07	0,04	0,5	20
Alcachofa	50	50	0,2	3	50	1,5	280	0,2	0,01	0,8	5
Zanahoria	20	40	0,2	1,5	40	0,7	10.000	0,06	0,04	0,7	
Repollo	30	25	0,2	1,6	50	0,4	100	0,07	0,05	0,3	50

LAS FRUTAS

Alimentos	Desperdicios (%)	Calorías	Grasas (g)	Proteínas (g)	Calcio (mg)	Hierro (mg)	Vit. A (U.I.)	Vit. B_1 (mg)	Vit. B_2 (mg)	Niacina (mg)	Vit. C (mg)
Naranja	30	42	0,2	1	33	0,4	200	0,08	0,20	0,2	55
Plátano	30	100	0,3	1,3	10	0,5	100	0,05	0,04	0,6	8
Pera	18	60	0,3	0,6	10	0,3	20	0,02	0,04	0,1	5
Manzana	16	55	0,4	0,4	6	0,3	100	0,04	0,03	0,2	4
Melocotón	12	55	0,2	0,8	10	0,6	1.000	0,02	0,05	0,9	8
Albaricoque	8	54	0,2	1	20	0,5	3.000	0,04	0,06	0,7	10
Melón	40	25	0,2	0,7	20	0,5	1.200	0,05	0,04	0,6	30
Fresas		40	0,6	0,8	28	0,8	60	0,03	0,07	0,3	60
Cervezas	10	60	0,4	1,1	20	0,4	650	0,05	0,06	0,4	10

LOS DULCES

Alimentos	*Desperdicios (%)*	*Calorías*	*Grasas (g)*	*Proteínas (g)*	*Calcio (mg)*	*Hierro (mg)*	*Vit. A (U.I.)*	*Vit. B_1 (mg)*	*Vit. B_2 (mg)*	*Niacina (mg)*	*Vit. C (mg)*
Azúcar	—	400	—	—	—	—	—	—	—	—	—
Miel	—	300	—	0,3	5	0,8	—	0,04	0,14	1,2	3
Mermeladas	—	300	0,3	1	12	0,3	—	0,02	0,02	0,02	—
Churros	—	408	20,1	6,3	69	0,6	—	—	—	—	—
Magdalenas	—	490	24	5,5	—	—	—	—	—	—	—
Bollo suizo	—	360	0,8	7	10	1,1	—	0,08	0,03	1,7	—
Galletas	—	380	7	7	45	1,2	—	0,07	0,05	1	—
Dulces (en general)	—	292	2,1	0,6	16	0,4	10	0,02	0,02	0,2	5,7
Chocolate	—	500	25	4	80	3,5	60	0,07	0,20	1,1	—
Caramelos	—	597	—	—	—	—	—	—	—	—	—

LOS CEREALES

Alimentos	*Desperdicios (%)*	*Calorías*	*Grasas (g)*	*Proteínas (g)*	*Calcio (mg)*	*Hierro (mg)*	*Vit. A (U.I.)*	*Vit. B_1 (mg)*	*Vit. B_2 (mg)*	*Niacina (mg)*	*Vit. C (mg)*
Pan trigo (blanco)	—	280	0,8	8	30	1,4	—	0,11	0,06	1,1	—
Pan trigo (integral)	—	286	1,5	9,4	50	3,6	—	0,19	0,13	2,2	—
Macarrones, fideos	—	360	0,6	10	20	1	—	0,12	0,05	1	—
Arroz	—	360	0,8	7	10	1,1	—	0,08	0,03	1,7	—
Maíz (grano)	—	360	4,3	9,4	8	2,5	450	0,43	0,10	1,9	—
Pan de centeno	—	261	0,7	9,2	38	2,8	—	0,19	0,08	1,1	—

LAS GRASAS

Alimentos	*Desperdicios (%)*	*Calorías*	*Grasas (g)*	*Proteínas (g)*	*Calcio (mg)*	*Hierro (mg)*	*Vit. A (U.I.)*	*Vit. B_1 (mg)*	*Vit. B_2 (mg)*	*Niacina (mg)*	*Vit. C (mg)*
Aceite puro de cualquier clase	—	884	99	—	—	—	—	—	—	—	—
Mantequilla	—	720	82	0,6	17	0,1	3.200	—	—	—	—
Margarina	—	720	81	0,6	3	0,3	—	—	—	—	—
Tocino	—	760	82	3	5	1	—	0,15	0,04	0,9	—
Manteca de cerdo	—	825	92	—	—	—	—	—	—	—	—
Mahonesa	—	718	79	1,1	18	0,5	280	0,02	0,04	—	—

Fuente: Ministerio de Sanidad y Consumo.

Conviene saber que...

LA RELAJACION

Al finalizar cualquier tipo de actividad física es muy conveniente realizar unos minutos de relajación. La Educación Física es una de las áreas que nuestra cultura ofrece como medio para que los seres humanos sean capaces de perfeccionarse como individuos. Por eso, la relajación debe estar incluida en un proyecto educativo-deportivo que pretenda estimular un total desarrollo del potencial humano.

Existen muchas técnicas que utilizan la soltura muscular como medio de recuperación del trabajo físico; nosotros explicaremos sencillamente una de ellas. Previamente a la realización de nuestra técnica haremos algunos ejercicios de soltura muscular, moviendo suavemente los músculos y buscando posiciones de recuperación. A continuación adoptaremos una postura cómoda, con preferencia tumbados en un sitio con una temperatura agradable. Comenzaremos a respirar pausadamente con los ojos cerrados, sin esforzarnos. Concentrándonos en la respiración; si fuera posible, olvidándonos de todo lo demás. Por ejemplo, «sintiendo» cómo suben y bajan el pecho y el abdomen. Una vez concentrados, y siempre con los ojos cerrados, tomaremos conciencia de las partes del cuerpo. De su peso, comenzando por las piernas y terminando por la cabeza. Pensaremos, «¡cuánto pesa mi pierna derecha!... pesa mucho y se me escapa de la totalidad de mi cuerpo. ¡Cuánto pesa mi brazo izquierdo!... pesa mucho... se me escapa de la totalidad de mi cuerpo». Esta situación la combinaremos con una respiración pausada y un convencimiento susurrante de profunda tranquilidad. «... Estoy muy tranquilo, plenamente tranquilo... Me siento descansado...» También el sentimiento de calorcillo en el vientre ayuda a esta disposición. «Estoy muy tranquilo... Tengo un calorcillo agradable en el cuerpo y estoy como flotando... Me siento descansado..., siento que mi cuerpo, sin peso, descansa plácidamente... Estoy muy tranquilo..., profundamente descansado..., muy tranquilo... He notado cómo las partes del cuerpo se descolgaban de mí... Me siento muy tranquilo..., plenamente tranquilo...»

Podemos combinar estos ejercicios con una música suave y melodiosa que nos ayude a conseguir el estado de tranquilidad y relajación que perseguimos. Deberemos hacerlo despacio y con mucha concentración. Poco a poco, dominaremos la técnica; al principio es conveniente que sea otra persona la que vaya susurrándonos el proceso descrito anteriormente. Cuando vayamos dominando la técnica, la podremos enriquecer con posturas, «sentimientos» nuevos y formas distintas.

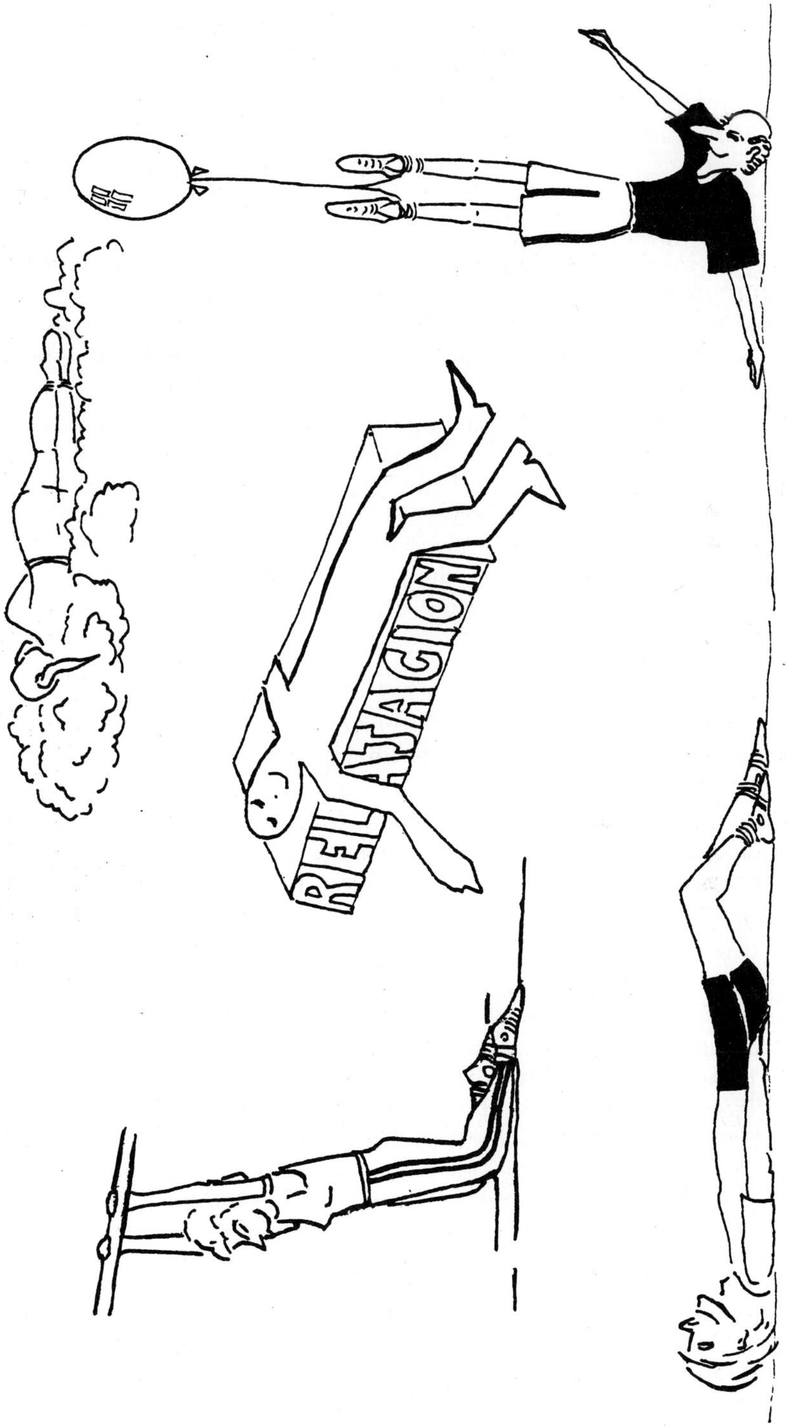

La relajación

Conviene saber que...

EL CALENTAMIENTO

El calentamiento es parte fundamental y obligada en cualquier tipo de clase de Educación Física. Es el mejor medio de introducción a la clase, y no cabe duda de que su práctica evita cualquier riesgo de lesión.

Casi todas las lesiones musculares (tirones, esguinces, etc.) son consecuencia, la mayoría de las veces, de no haber realizado un calentamiento o haberlo hecho mal.

Otros fines que persigue son aumentar el ritmo cardiaco, la presión arterial y la dilatación de los vasos y las arterias, de forma que el corazón bombee la sangre necesaria. También mejoran la velocidad y la fuerza de la contracción muscular, además de la elasticidad de los músculos. Se sabe que el músculo «calentado» responde mejor a cualquier estímulo. El calentamiento mejora la coordinación motriz.

La duración del calentamiento debe ser de diez a quince minutos, dependiendo de:

— El trabajo a realizar posteriormente.
— La época del año (temperatura).
— El lugar donde vayamos a realizar nuestra clase (gimnasio cubierto o pista descubierta).

La iniciación debe ser suave y progresiva. Debemos calentar todas las partes del cuerpo, sobre todo los tobillos, muslos y hombros. Los ejercicios de estiramiento, la carrera y la flexibilidad son buenas actividades para comenzar un calentamiento.

Ejemplo:

— Juegos de carrera por parejas.
— Desplazamientos por la cancha en todas direcciones.
— Ejercicios de flexibilidad en tobillos.
— Ejercicios de movilidad articular en cadera.
— Ejercicios de tronco.
— Ejercicios de movilidad articular en hombros.
— Flexibilidad localizada en articulaciones importantes.
— Ejercicios de estiramiento en grupos musculares importantes.
— Progresiones de velocidad.

El ritmo y la duración de los ejercicios variarán según cada persona. Cada cual debe saber su tiempo de puesta a punto sin forzar para nada el lapso de cada ejercicio.

El calentamiento

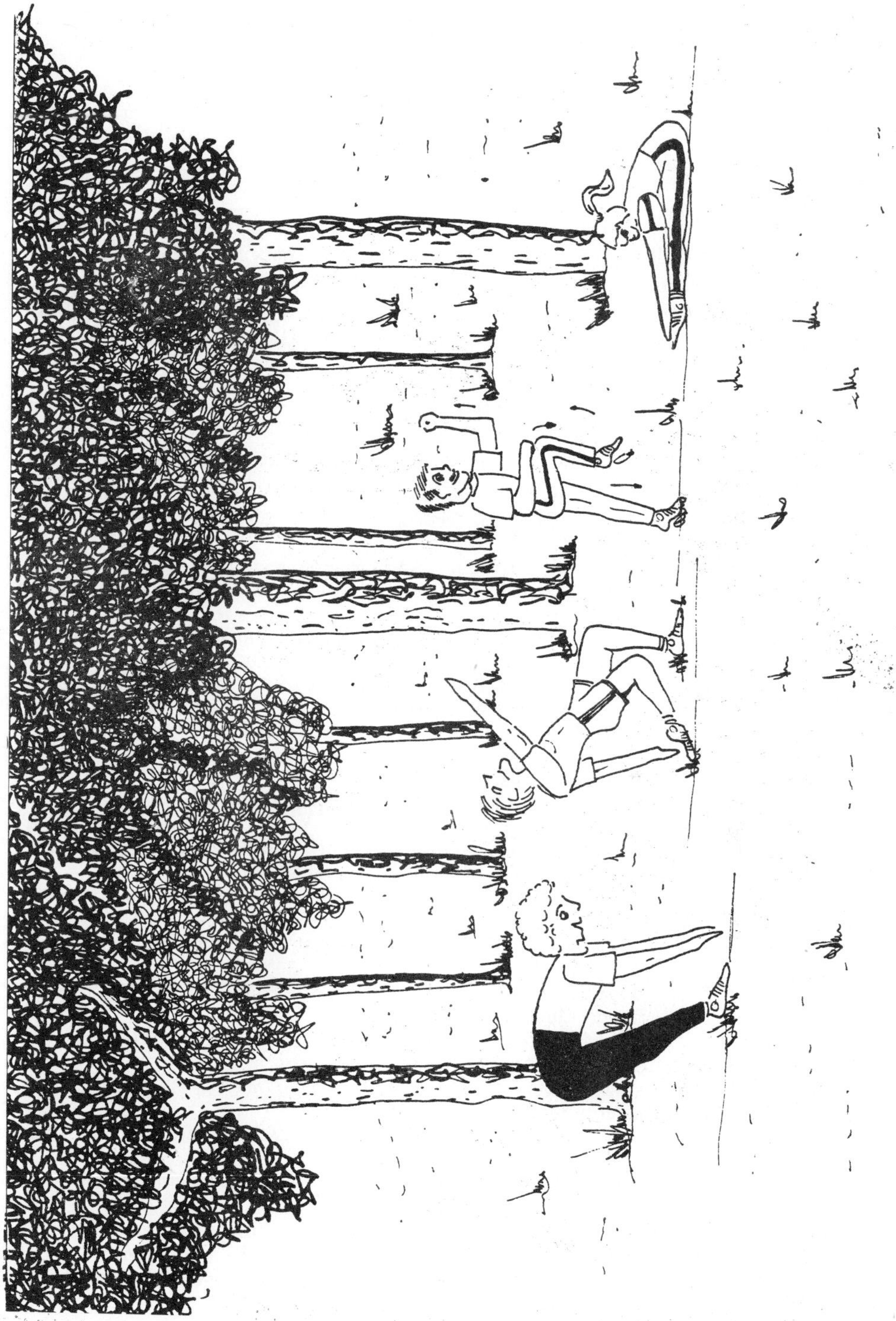

BIBLIOGRAFIA

CONSUELO LÓPEZ NOMDEDEU: *Los alimentos,* Ministerio de Sanidad y Consumo.

P. NÁJERA: *Manipulación de alimentos,* Dirección General de Salud Pública, Ministerio de Sanidad y Seguridad Social.

GREG BRODSKY: *El libro de la salud natural,* EDAF, Madrid.

LAURENCE E. MOREHOUSE y AUGUSTUS T. MILLER, jr.: *Fisiología del ejercicio,* Ed. Ateneo, 3.ª ed., Buenos Aires, 1974.

JAMES F. FRIES y LAWRENCE M. CRAPO: *Vitality and Aging,* Library of Congress Cataloging in Publication Data, EE.UU., 1981.

A. F. CREFF y BÉRARD: *Dietética deportiva,* Ed. Toray-Masson, S. A., Barcelona, 1977.

AA.VV.: *Encuesta sobre la actividad físico-deportiva,* Junta Nacional de Educación Física, Delegación Nacional de Educación Física y Deportes, Madrid, 1972.

Diagram Group: *Enjoying Gymnastycs,* Library of Congress Cataloging in Publication Data, Distributed by Grosset and Dunlap, EE.UU.

FERNANDO ARRIBAS: «La relajación», revista *Deporte, Ocio y Recreación,* núm. 2, Leganés, Madrid.

AA.VV.: *Curso de programación para adultos,* Escuela Deportiva BRAFA, Barcelona.

JOSÉ MARÍA CAGIGAL: *Oh, Deporte,* Ed. Miñón, S. A., Valladolid.

MAXIME LAMOTTE y PHILIPPE L'HÉRITIER: *Biología General,* Ed. Alhambra, S. A., Madrid, 1975.

E. STONES: *Psicología Evolutiva,* Ed. Magisterio Español, S. A., 1969.

Varios: *Guía de primeros auxilios,* Diputación Provincial de Madrid, Delegación de Salud Pública.

J. F. MARCOS BECERRO: *Alimentación, ejercicio y deporte,* Servicios de Divulgación de la Diputación Provincial de Madrid.

CONSUELO LÓPEZ NOMDEDEU: *Nutrición. Fichas informativas,* Dirección General de Salud Pública, Ministerio de Sanidad y Consumo.

ALEJANDRO GONZÁLEZ y SOFÍA GONZÁLEZ: *Salud sexual y salud mental,* Dirección General de la Salud Pública, Ministerio de Sanidad y Consumo.

CONSUELO LÓPEZ NOMDEDEU: *Charlas directas a la población,* folleto de divulgación, Ministerio de Sanidad y Consumo.

CONSUELO LÓPEZ NOMDEDEU: *Cómo alimentar mejor a mi familia,* Ministerio de Sanidad y Consumo.

JOSÉ MARÍA ABAD: *Alimentación al pecho materno,* Dirección General de la Salud Pública, Ministerio de Sanidad y Consumo.

CÉSAR NAVARRO DE FRANCISCO: «Sexualidad y Deporte», revista deportiva *Ludens,* núm. 0, enero 1984, Madrid.

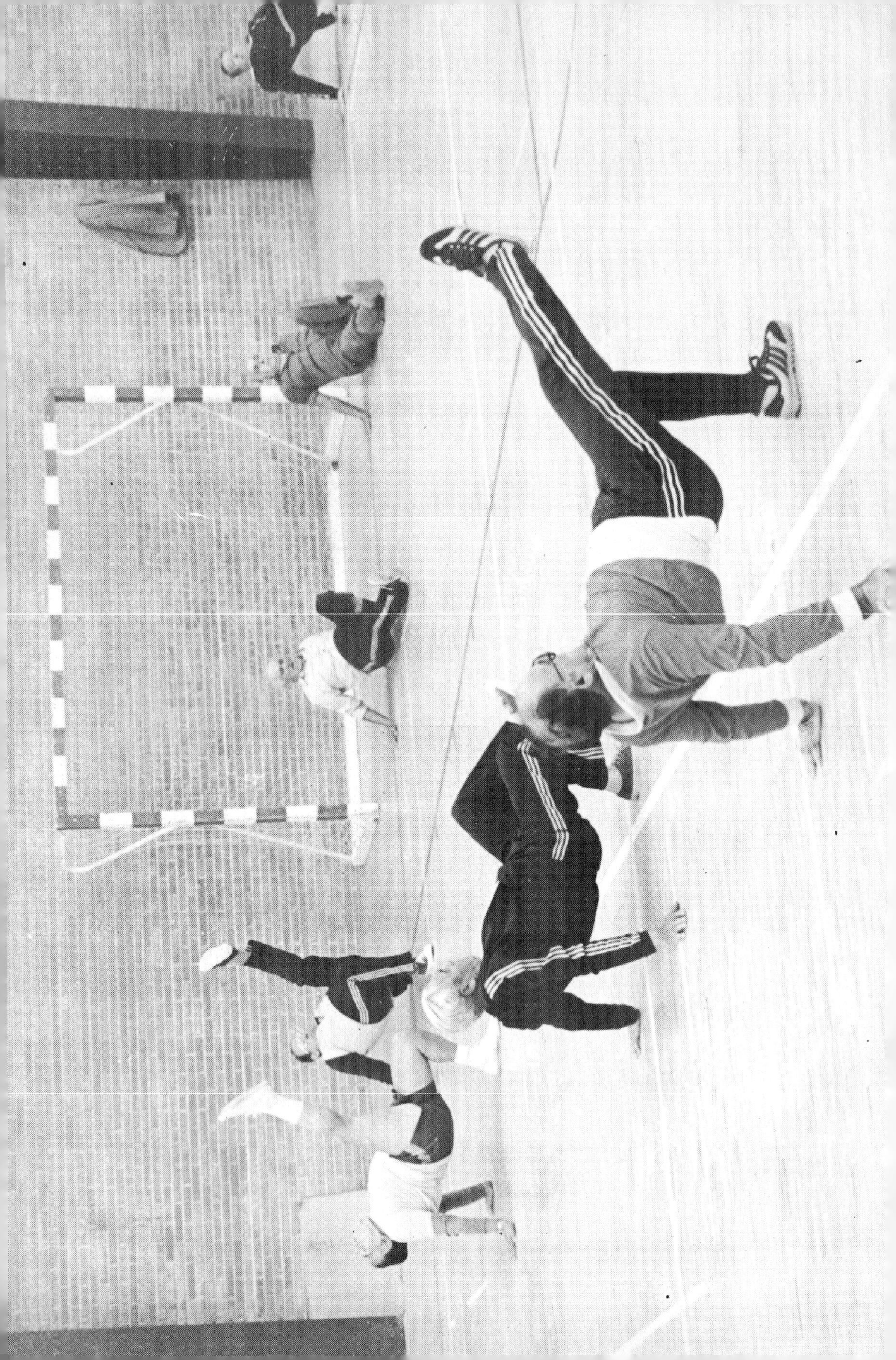

5
Conclusiones

A lo largo de este libro hemos citado y comentado datos sobre la importancia que tiene la actividad física en el estado de salud de las personas, así como en su calidad de vida. Creemos que el deporte es una actividad gratuita y voluntaria, en la que la satisfacción moral y la superación del individuo ocupan valores fundamentales. Sin embargo, sabemos que existen unos efectos del ejercicio sobre los sistemas fisiológicos que, por su importancia, debemos tener siempre presentes.

El doctor Guillermo Barralla Villar[1] resume estos efectos y dice:

— La práctica deportiva favorece la lucha contra el peso corporal, aunque, en un principio, lo aumenta.
— Mayor duración del esfuerzo antes del agotamiento.
— Ventilación pulmonar disminuida durante un trabajo moderado.
— Capacidad de alcanzar un mayor volumen minuto ventilatorio durante un trabajo agotador y un mayor consumo de oxígeno.
— Menor frecuencia cardiaca de reposo.
— Menor incremento de la frecuencia cardiaca durante el ejercicio moderado.
— Mayor volumen sistólico.
— Reducción en el número de movimientos requeridos para una tarea dada.
— Menos concentración de ácido láctico sanguíneo para la realización de una cantidad dada de trabajo.

En cuanto a la salud física y mental se refiere:

— Ayuda a prevenir la obesidad, y, por tanto, a evitar enfermedades degenerativas, aumentando la longevidad.
— Actúa en la prevención de las condiciones que determinan las enfermedades de las coronarias.

—Previene el envejecimiento prematuro, manteniendo las características de la juventud.
—Mejora la eficacia individual en las emergencias, preservando la salud, evitando incapacidades y alejando el peligro de la muerte.

Como vemos, resulta evidente que hacer ejercicio y deporte mejora la salud. Además de favorecer algunas funciones que antes habían estado aseguradas por la vinculación en el plano familiar, pero que ahora pueden ser continuadas y aumentadas.

Sin embargo, no olvidemos la sociedad industrial que nos rodea. La actividad deportiva se ha interpretado como una reacción niveladora frente a las exigencias y presiones de esa sociedad y de sus condiciones de vida. De esta manera, el doctor Hans Lenk[2] comenta que la actividad deportiva se interpreta como:

a) Vital-motora, frente a la deficiencia de la actividad corporal y el efecto deformador del trabajo moderno.
b) Enriquecedora de la psiquis frente a la monotonía y el empobrecimiento del proceso de producción.
c) Constitutiva e identificadora de la personalidad, frente a la falta de identificación de un trabajador enormemente especializado, que únicamente cumple tareas parciales, esquemáticas, sin casi ningún toque personal.
d) Integradora social, frente al anonimato, debido a la división del trabajo y a la alienación de todos por todos, y de la burocratización de la vida moderna.
e) Liberadora de los instintos agresivos frente a la falta de posibilidades para las reacciones de satisfacción de los instintos de «rapiña», que comentaba Konrad Lorenz, en una existencia totalmente pulida por la civilización.

Hacer deporte proporciona grandes beneficios a las pesonas que lo practican. Los estudiosos han llegado a comentar que un individuo que realice una actividad diaria de media hora, con un gasto que no vaya más allá del 55 al 60 por 100 de su capacidad máxima, es capaz de sobrevivir entre diez y quince años más que el resto de la población que no realiza ninguna actividad deportiva.

Indudablemente el esfuerzo a que obliga la actividad física viene compensado por una serie de prestaciones que son superadas con creces por el desgaste que suponga ese *esfuerzo*. Ya explicaba Ortega[3] que «la vida plena aparece siempre como un esfuerzo de dos clases: el esfuerzo que hacemos por la simple deleitación de hacerlo *(deporte),* y el esfuerzo obligado a que una necesidad impuesta y no inventada o solicitada por nosotros nos apura y arrastra *(trabajo)*. Esto nos lleva a considerar la actividad deportiva como la primaria y creadora, como la más elevada, seria e importante en la vida».

A lo largo de este capítulo estamos resumiendo los efectos y funciones que la práctica deportiva produce, y no está de más citar algunas de estas funciones, que el profesor Günther Lüschen[4] explicó así:

1. El deporte es un factor de prestigio social y político.
2. El hecho de acentuar la competición y el resultado como factor regulador es un obstáculo contra la constitución de grupos. Los resultados individuales excesivamente altos de algunos miembros distinguidos contrapesan o destruyen el grupo.
3. La práctica deportiva muestra un aumento de la posición social.
4. En el caso de miembros sociales y móviles de un nivel inferior, el deporte puede desempeñar un papel favorable a su acceso a otro nivel más elevado.
5. Los jóvenes en situación de decadencia social encuentran en el deporte, por lo menos, una seguridad temporal en cuanto a la posición social.
6. Dado que el deporte cumple una función de seguridad en materia de posición y en la evolución hacia una situación más elevada, su fuerza de atracción será la más eficaz durante el periodo de incertidumbre social:

   a) Durante la adolescencia, porque la mayoría de los jóvenes practicantes del deporte no lo hacen exclusivamente en beneficio de su desarrollo biológico.
   b) En una sociedad dinámica, porque la tesis según la cual los grupos deportivos ocupan el puesto de los grupos de vecinos puede ser considerada probable.

Termina el autor diciendo que algunas funciones que anteriormente habían estado aseguradas por la vinculación en el plano familiar pueden ser continuadas en los grupos deportivos. (Véase el programa deportivo para la familia.) Además, debemos recordar que es falsa la hipótesis de que el deporte engendra la disolución de la familia. El 24 por 100 de las personas que practican deporte lo han hecho impulsados por sus padres.

La importancia que estamos dando al deporte no es, en absoluto, producto del fervor del autor. Podemos decir que el fenómeno deportivo influye de una manera «preocupante» en el sentir de los ciudadanos de cualquier país. Los estados de ánimo de los famosos Maradona, Kempes, Stielike, etc., importan más para una gran mayoría de personas que el problema del paro. Padres de muchachos con efímeras posibilidades deportivas anhelan ver a sus hijos algún día en el puesto de estos mitos citados, que además de meter goles anuncian para la publicidad ropa interior, bebidas y «desodorantes que nunca abandonan». El hecho de que la Selección Española de Fútbol se clasificara para el Compeonato Europeo de 1984, después de vencer a la Selección de Malta por el abultado resultado de 12 a 1, supuso una explosión de fervor patriótico y deportivo, digno del mejor estudio sociológico.

Cuántos ciudadanos se llaman «deportistas» por el hecho de sentarse en un estadio y seguir las evoluciones de los jugadores de su equipo favorito. Cuántos defienden a capa y espada la honradez y habilidad de sus mitos deportivos a costa de, a veces, entrar en disputa con otros contertulios. Ya habló Lope de Vega de la cólera del español sentado.

Comenta el autor Antonio Gala[5] que «es evidente que uno de los orígenes de la lucha de clases ha sido el de que las inferiores desearan practicar —por afición, no por necesidad (exceptuando la de comer)— deportes como el de la caza y la pesca y otros no menos exquisitos. La prueba es que los regímenes autoritarios han pretendido dar a sus pueblos una ilusión de bienestar, anegándolos en espectáculos y eslóganes deportivos, aunque esos pueblos no supieran con exactitud para qué habían de *mantenerse en forma,* ni para qué fin se *contaba* con ellos».

Nosotros queremos que las personas hagan deporte desde el punto de vista de la recreación y el bienestar. Entendemos que el estímulo para el máximo desarrollo de la persona pasa por la protección de la salud y la educación del pueblo. Para llegar a un cierto grado de cultura se debe incluir el ejercicio físico en cualquier enseñanza. Ejercicio que sea portador de belleza, ritmo y gestos que busquen la perfección y la conquista del espacio y del tiempo. Ejercicio que parangone la jovialidad y potencia del deporte con la antigüedad y riqueza de la cultura. Ejercicio que propicie una vida más alegre y deseada. Y tal vez que refleje a sus practicantes expresiones de placer y entendimiento en paz.

En este capítulo de conclusiones debemos reclamar una vez más que algunos aspectos del deporte y la actividad física nos brindan la posibilidad de comunicarnos, de considerar el deporte como un maravilloso vehículo de relación humana. Es muy cierto que el deporte brinda una comunicación motriz cuyos interlocutores son los cuerpos en movimiento. La persona que realiza alguna actividad física puede expresar sus estados de ánimo con movimientos o habilidades técnicas. Las emociones al terminar una competición o una prueba atlética donde se ha puesto mucho interés se traducen generalmente en gestos y actitudes características con una carga de emotividad, a veces rayana en el paroxismo. Ha comentado el doctor Marcos Becerro[6] que «la práctica deportiva en su forma colectiva induce al contacto con los diversos componentes humanos y el medio ambiente; con lo que se aprende a amar la Naturaleza, a las personas y a las cosas; se someten a la disciplina de las reglas justas y eliminan la envidia por los resultados de los demás. Todo ello hace del practicante deportivo un hombre más equitativo y ponderado, y, por tanto, un mejor ciudadano. La actividad física es absolutamente imprescindible en todas las edades, con el fin de proteger la salud contra las agresiones de la vida moderna».

Volviendo al apartado de la relación, podemos decir que el deporte capacita al individuo para un fácil diálogo con los demás. Difícilmente podemos ver tomando el aperitivo a un doctor en Ciencias Exactas con un peón matricero. Pero en un gimnasio o instalación deportiva hemos visto a estas dos clases sociales entendiéndose perfectamente. En el momento de la actividad deportiva se ha valorado la valía personal dentro de una habilidad técnica o del juego realizado. Estos dos individuos se han ayudado en la consecución de un ejercicio por parejas y se han entendido perfectamente en la elaboración de una jugada para conseguir un gol. Posiblemente, después del gol conseguido, se habrán fundido en un abrazo de agradecimiento mutuo. Abundando más en el tema, el profesor Cagigal[7] ha escrito: «Los chicos americanos de estados donde hay problemas raciales son con frecuencia castigados por sus familiares por jugar al béisbol con muchachos negros. Esto prueba la tendencia espontánea de acercamiento social que ofrecen los grupos deportivos. Se encierra en la práctica deportiva, y se expresa más fácilmente en el ambiente de equipo, una tendencia espontánea de acercamiento humano».

En los momentos deportivos donde el ciudadano es ni más ni menos que el protagonista de una actividad, es donde podemos pasar del anonimato de la masa al protagonismo y libertad de la superación.

Ese componente de felicidad que tiene cualquier individuo cuando ha superado una prueba o ha ganado un partido es el que le hace sentirse protagonista, creador y artífice. En este sentido, el autor citado en el párrafo anterior comentaba[8]: «... muchas dosis de ansiedad y rebeldía acumuladas como consecuencia de la despersonalización de la vida moderna, latentes y dispuestas a configurarse en inadaptaciones o psicopatías, pueden encontrar cauce de solución, de compensación, en esa sencilla protagonización deportiva, generalmente inadvertida, pero cargada de posibilidades regeneradoras de la personalidad. Además de ayudar a la recuperación de los desequilibrios provenientes del sedentarismo, la práctica deportiva ayuda, como acabamos de recordar, a percibir la iniciativa personal, la enriquecedora complejidad de la acción humana».

La nueva sociedad que el mundo moderno está creando quiere remplazar parcialmente al *homo faber* (hombre que trabaja) por el *homo ludens* (hombre que juega). El deporte debe ser el medio para conseguirlo, y evitar así vernos aludidos en la definición del famoso profesor de Cultura Física don Héctor Pelegrín, que decía: «Aquellas personas que no practican deporte, arrastran una existencia encanijada, lánguida y sin estímulos, con los nervios laxos, el alma en sopor, los ojos sin brillo y la imaginación sin combustible».

BIBLIOGRAFIA

1. GUILLERMO BARRALLA VILLAR: «Actividad física y salud», Cátedra Universitaria de tema deportivo-cultural, Universidad de Bilbao, Junta Nacional de Educación Física.
2. HANS LENK: «Deporte, Sociedad y Filosofía», revista *Citius, Altius, Fortius,* tomo XIV, Instituto Nacional de Educación Física, 1972, Madrid.
3. ORTEGA Y GASSET: «Origen deportivo del Estado», revista *Citius, Altius, Fortius,* tomo IX, Instituto Nacional de Educación Física, 1967, Madrid.
4. AA.VV.: «Sociología del deporte», revista *Citius, Altius, Fortius,* tomo X, Instituto Nacional de Educación Física, 1968, Madrid.
5. ANTONIO GALA: *Charlas con Troylo,* Ed. Espasa Calpe, S. A., Selecciones Austral, 9.ª ed., 1983.
6. MARCOS BECERRO: *Seminario, Municipio y Deporte,* Salamanca, septiembre de 1981.
7. JOSÉ MARÍA CAGIGAL: «Ocio y deporte en nuestro tiempo», Cátedras Universitarias de tema deportivo-cultural, Universidad de Salamanca, Junta Nacional de Educación Física.
8. JOSÉ MARÍA CAGIGAL, citado.

WENCESLAO FERNÁNDEZ FLÓREZ: *El sistema Pelegrín,* Ed. Aguilar, 7.ª ed., 1968.

DEPORTE Y SOCIEDAD